südwest

JOHANNA FELLNER

Der BAUCH muss weg!

WORKOUT FÜR EINE SCHLANKE FIGUR

inhalt

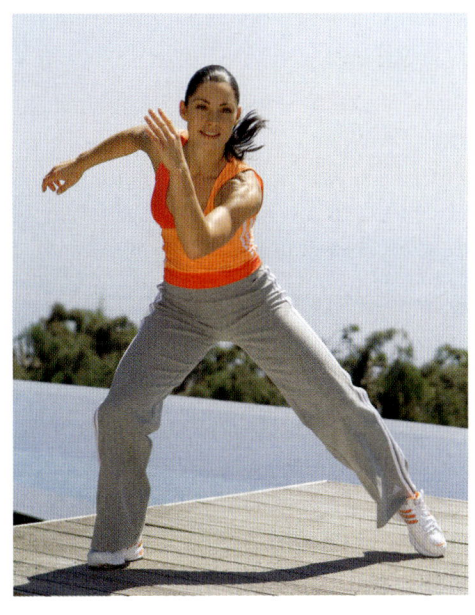

>> Hingucker –
Bauch in Bestform

Der Bauch muss weg, das ist eine Devise für viele Frauen – und für viele Männer! Und vom perfekten Bauch trennen Sie nur ein paar Millimeter oder auch ein bisschen mehr, doch diese sind leider aus Fett.

Am Bauch abzunehmen, mag Ihnen gar unmöglich erscheinen. Womöglich haben Sie es auch schon vergeblich versucht. Keine Bange, es geht! Mit meinem Programm schmelzen selbst die hartnäckigsten Pölsterchen. Wichtig ist dabei ein regelmäßiges Training und die genaue Ausführung der Übungen. Auch wenn Sie meinen, keine oder nur wenig Zeit zu haben, bleiben Sie dabei! Optimal ist ein Trainingspensum von mindestens 3-mal wöchentlich. Haben Sie weniger Zeit, wählen Sie ein Kurzprogramm oder eine Sequenz, bei der Sie die meisten Kraftdefizite haben.

Dennoch: Lassen Sie Ihrem Körper Zeit für die Anpassung an das Training. Ein schöner, straffer oder gar ein „Waschbrett"-Bauch ist eben nicht in ein paar Tagen zu erreichen.

Um mehr oder weniger „gepolstert" zu werden, brauchte er auch länger!

Schauen Sie sich die DVD zunächst an, ohne mitzumachen, um sich so einen Überblick über das gesamte Programm zu verschaffen. Um den Körper optimal auf das Programm vorzubereiten ist es sinnvoll, mit einem Cardio-Teil zu beginnen. Durch ein leichtes Cardio-(Ausdauer)Training kommen die Stoffwechselprozesse in Gang, die den Workout noch effektiver machen.

Dann folgt der Hauptteil, der auf die Kräftigung der Bauch- und Rumpfmuskulatur mit integrierten Rückenübungen abzielt. Denn ein straffer Bauch braucht auch einen starken Rücken.

Im Kapitel „Dehnen" finden Sie klassische Dehnübungen für die Hauptmuskelgruppen. Durch das Dehnen am Ende einer Übungseinheit soll die aktuelle Beweglichkeit erhalten werden. Ihr Körper und Sie dürfen dabei entspannen.

buch

Achten Sie darauf, die Übungen korrekt auszuführen. Beachten Sie hierzu die Anweisungen im Buch und auf der DVD. Einige Übungen werden während der Ausführung in ihrer Intensität gesteigert. Gehen Sie in der Intensität Ihrer Ausführung jedoch erst weiter, wenn Sie die Basisübungen mühelos ausführen können. Bei allen Übungen gilt: Gehen Sie nur so weit, wie es Ihnen guttut!

Auf der DVD finden Sie nicht nur das komplette Bauchtraining, sondern auch zwei Cardio-Programme, die im Buch nicht enthalten sind. Die DVD ermöglicht Ihnen, den Anweisungen visuell wie auch auditiv zu folgen. Buch und DVD sind, wie ich meine, eine gelungene Kombination, mit deren Hilfe die Fettpölsterchen schmelzen!

Für weitere Informationen und einen ergänzenden individuellen Trainingsplan kontaktieren Sie mich gerne persönlich: info@johannafellner.de.

Viel Spaß
Johanna Fellner

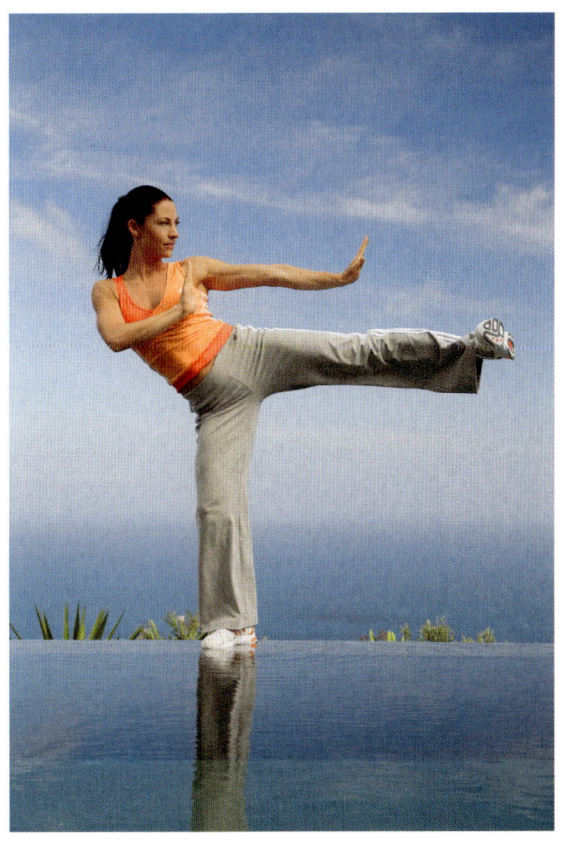

all in

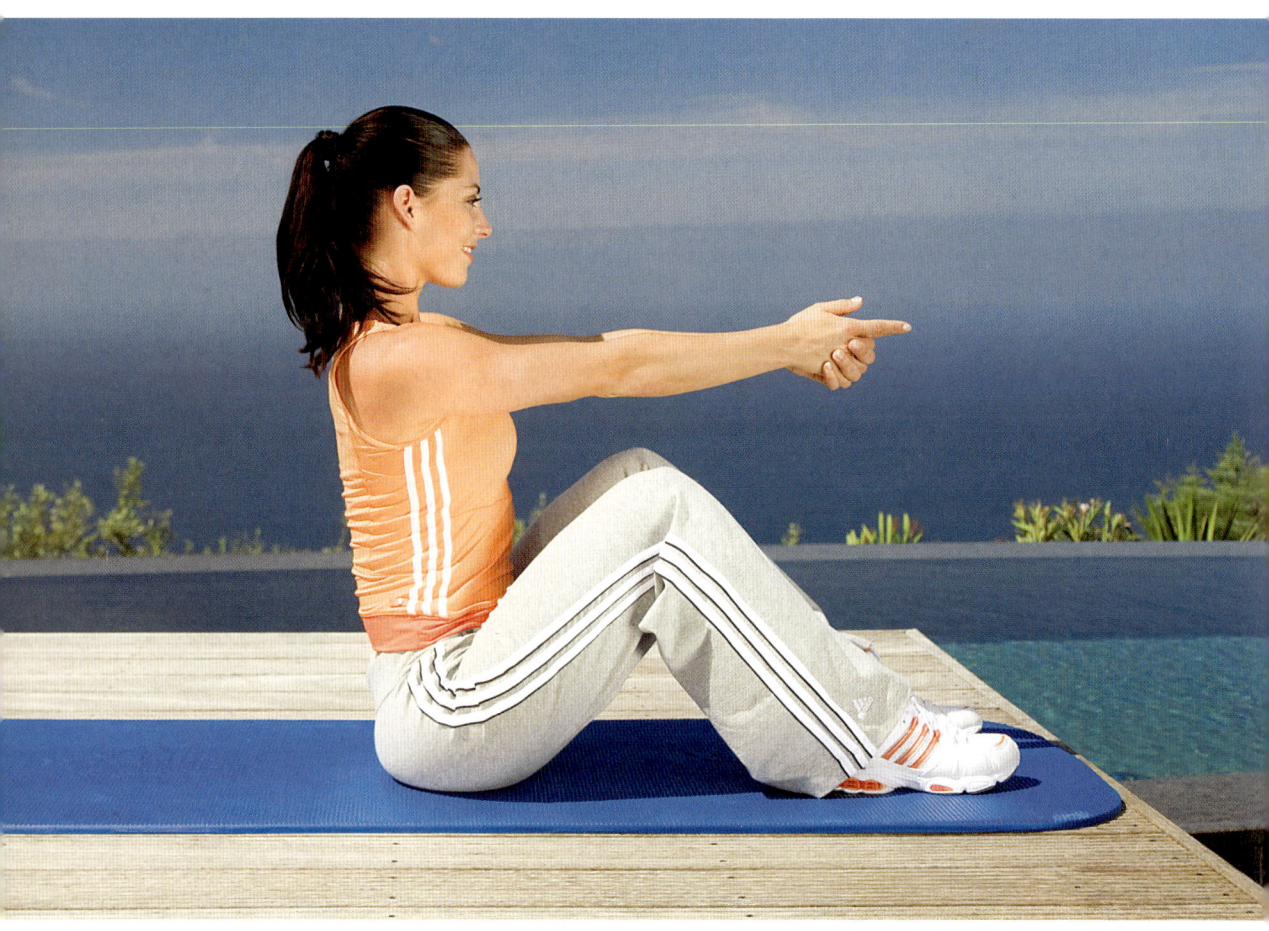

one

>> Straffer Bauch in Bestzeit

Sie möchten Ihren Bauch in Bestform bringen? Und dabei auch noch Zeit für andere Dinge haben? Das geht! Mit einem Minimum an Aufwand erreichen Sie ein Maximum an Wirkung für Ihren Bauch und Ihre Gesundheit. Das Training ist einfach und überall durchführbar. Probieren Sie es doch gleich aus!

Was Sie beachten müssen, um auch Erfolge verzeichnen zu können: Ein straffer, flacher oder gar ein Waschbrettbauch braucht mehr als nur Bewegung. Dennoch: Die Muskeln bringen das gewünschte Ergebnis, denn nur sie verbrennen regelmäßig Körperfett. Also ran an die Übungen! Und dann auch regelmäßig bei der Stange bleiben, denn auf Vorrat lässt sich leider nicht trainieren!

Doch neben den Muskeln kommt auch die Ernährung ins Spiel, denn nur eine Kombination von ausgewogenem, zielgerichtetem Training und der richtigen Ernährung bringt den Erfolg. Wie das Zusammenspiel am besten funktioniert, lesen Sie hier.

>> Weg mit dem Bauchspeck

Das Programm enthält Übungen für die geraden, seitlichen, schrägen und queren Anteile der Bauchmuskulatur. Gleichzeitig wird die Rumpf- bzw. Rückenmuskulatur trainiert, das Becken stabilisiert und eine gute Haltung gefördert, was alles zu einem flachen Bauch und einer schönen Taille beiträgt.

Starke Bauchmuskeln halten aber nicht nur die Figur in Form, sondern haben darüber hinaus grundsätzlich Bedeutung, wenn es um eine gute Haltung und einen gesunden Rücken geht. Denn sie geben der Wirbelsäule Halt und beugen somit Beschwerden im unteren Rückenbereich vor. Und wer hat noch nicht über Kreuzschmerzen oder vielleicht sogar über einen Hexenschuss geklagt?

BAUCHMUSKULATUR – KRAFT DER KÖRPERMITTE

Die Bauchmuskulatur besteht aus geraden, seitlichen, schrägen und queren Anteilen, die es alle zu trainieren gilt. Klingt nach viel, gelingt aber leicht. Doch wozu dient unsere Bauchmusku-

GESUNDHEITSCHECK

Bei gesundheitlichen Problemen oder Einschränkungen befragen Sie bitte Ihren Arzt oder Physiotherapeuten, bevor Sie mit dem Übungsprogramm beginnen. Führen Sie die Übungen nur so weit aus, wie es Ihnen guttut. Überfordern Sie sich nicht. Bei Unwohlsein, Erkrankung oder Schmerzen legen Sie eine Trainingspause ein. Nehmen Sie ausreichend Flüssigkeit in Form von Wasser oder Saftschorlen (Fruchtsaft mit Mineralwasser) zu sich, und ernähren Sie sich gesund.

one

latur? Sie beugt den Rumpf, lässt uns also nach unten bücken, richtet das Becken auf, verleiht uns somit eine gute Haltung und ist für Seitneigungen sowie Drehungen des Oberkörpers zuständig. Sie hält uns also in alle Richtungen beweglich. Darüber hinaus verrichtet sie im Zusammenspiel mit der Rückenmuskulatur Haltearbeit, die uns gehen, laufen, springen und sitzen lässt.

Eine stabile Körpermitte unterstützt Bewegungen in allen Lebenslagen. Diese Stützfunktion bedeutet, dass der Rumpf bei jeder Bewegung des Oberkörpers das gesamte Gewicht vorne bzw. hinten stützen und auffangen muss. Bei jedem Aufstehen aus dem Bett, auch beim Hinlegen, beim Treppensteigen oder beim Einsteigen in ein Auto und auch beim Sitzen wird der Körper durch eine starke, funktionsfähige Bauch- und Rumpfmuskulatur gestützt, stabilisiert und gesichert. Damit wir uns fit und gesund fühlen, muss unsere Körpermitte fit und funktionstüchtig sein.

Also nichts wie ran an den Bauchspeck, denn das tut dem ganzen Körper gut!

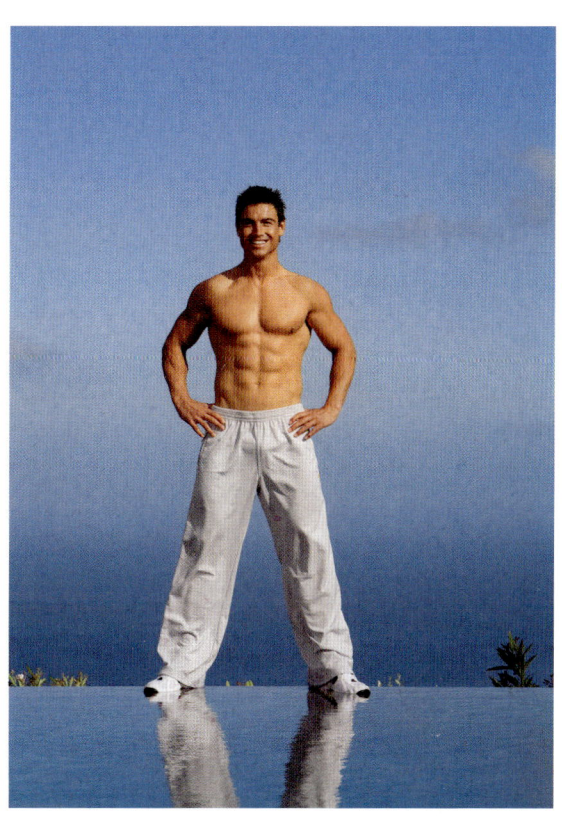

MUSKELN UND CO.

Unser Körper besitzt etwa 650 Muskeln, ohne deren Existenz der Mensch nicht in der Lage wäre, sich zu bewegen. Die Muskulatur ist über Nervenbahnen direkt mit dem Gehirn verbunden. Die Informationen werden so vom Gehirn ausgesandt, damit der Muskel reagiert. Genauso umgekehrt.

all in

Der Muskel gibt wiederum Meldung über Reize, die ihn erreichen, über seine Lage, das Spannungsverhältnis und anderes an das Gehirn weiter. Muskelbewegungen können also nur im Wechselspiel mit dem Gehirn stattfinden. Je mehr Informationen transportiert werden, umso mehr muss auch das Gehirn arbeiten. Durch Bewegung wird daher also nicht nur die Verbindung zwischen Muskeln und Gehirn gestärkt, sondern auch das Gehirn aktiviert – der gesamte Körper ist somit in das Training involviert.

Dieses Programm beinhaltet verschiedene Methoden, wie dynamische Bewegungen, statische Haltepositionen und Ganzkörperübungen, die im Wechsel aufeinanderfolgen. Das trainiert die Koordination des Körpers. Besonders durch die Ganzkörperübungen verbessert sich das Zusammenspiel der Muskeln ebenso wie der Muskeln mit dem Gehirn. Je besser dieses Zusammenspiel funktioniert, umso besser reagiert der Körper auch in Alltagssituationen.
Bauchtraining ist Wohlfühltraining!

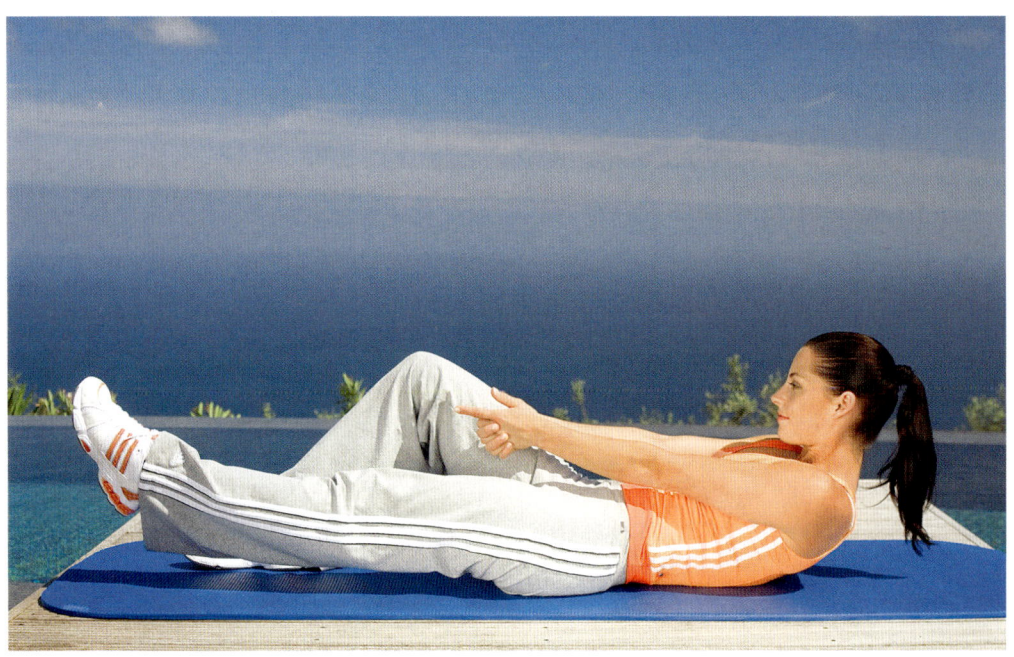

one

>> Die perfekte Haltung

Zur korrekten Bewegungsausführung beachten Sie bitte folgende Grundpositionen für eine optimale Haltung. Denn nur dann ist Ihnen ein Trainingserfolg, der die Gelenke schont, sicher. Die richtige Haltung macht's!

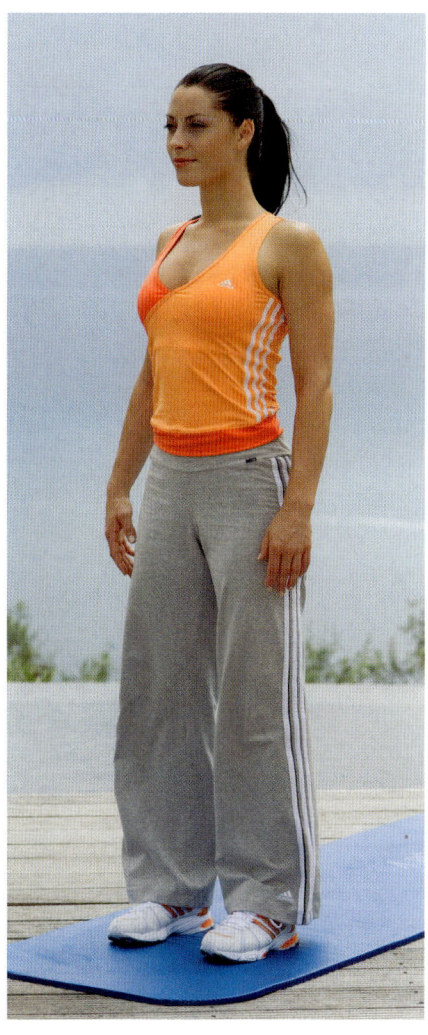

STAND

Im Stehen wird der Fuß gleichmäßig belastet, sodass zwei Punkte im Fußballen und ein Punkt in den Fersen zu spüren sind. Die Füße stehen hüftbreit auseinander. Die Knie zeigen exakt in Richtung der Fußspitzen. Dies ist auch der Fall, wenn der Fuß nach außen gedreht wird. Die Knie sind leicht gebeugt. So erreichen Sie, dass die Knie nicht überlastet werden.

Um die Bauchmuskeln anzuspannen, stellen Sie sich vor, Ihre Hose wäre eine Nummer zu klein, und ziehen Sie die Bauchdecke in Richtung Wirbelsäule.

Der Oberkörper ist aufgerichtet und gerade. Heben Sie hierfür das Brustbein an, und ziehen Sie die Schultern etwas nach hinten unten. Das entkrampft zudem den Nacken. Der Nacken ist „lang". Der Kopf befindet sich in Verlängerung der Wirbelsäule. Stellen Sie sich hierfür vor, dass je ein Faden am Scheitel und am Steißbein befestigt ist, die gleichzeitig in die Länge gezogen werden. Die Arme lassen Sie seitlich locker am Körper.

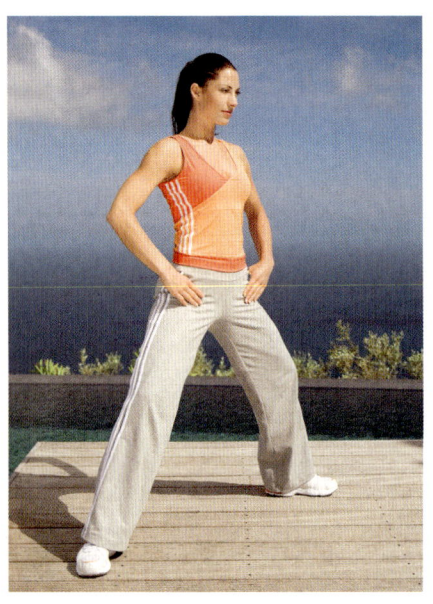

GRÄTSCHSTAND

Der Grätschstand entspricht dem Stand, die Füße stehen dabei jedoch etwas breiter als schulterbreit auseinander. Achtung: Noch genauer darauf achten, dass die Knie zu den Fußspitzen ausgerichtet sind. Beim Blick über die Knie können Sie sozusagen die großen Zehen sehen.

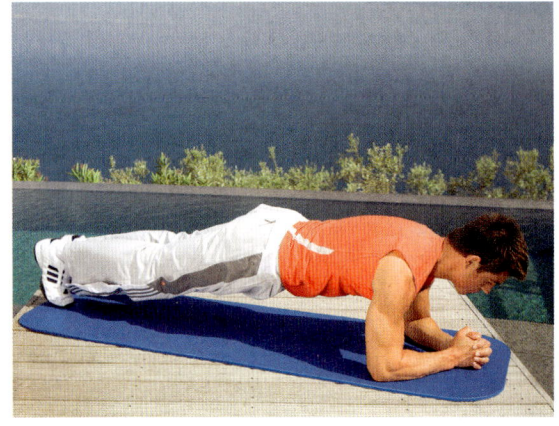

STÜTZPOSITION AUF ELLENBOGEN

In der Stützposition auf den Ellenbogen befinden sich die Schultergelenke direkt über den Ellenbogengelenken. Die Fingerspitzen zeigen geradeaus. Den gestreckten Körper aus der Schulter herausdrücken und die Schulterblätter locker lassen. Den Nacken in Verlängerung zur Wirbelsäule halten. Die Bauchmuskeln anspannen. Die Wirbelsäule lang ziehen. Die Beine strecken.

one

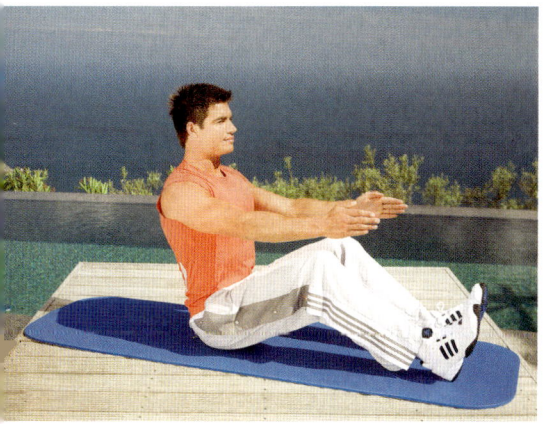

SITZPOSITION

Sie sitzen aufrecht auf dem Boden, die Hände befinden sich neben dem Po oder sind angehoben. Beim Sitzen spüren Sie die Sitzbeinhöcker am Boden. Die Beine sind im Knie gebeugt, die Füße ruhen auf den Fersen. Richten Sie den Oberkörper gerade über den Sitzbeinhöckern auf, ziehen Sie die Schultern dazu etwas nach hinten unten. Falls es Ihnen schwer fällt, aufrecht zu sitzen, legen Sie eine gerollte Decke unter das Gesäß. Von hier aus den Rücken strecken. Die Bauchmuskeln anspannen, das Brustbein heben. Der Nacken ist lang. Der Kopf befindet sich in Verlängerung der Wirbelsäule.

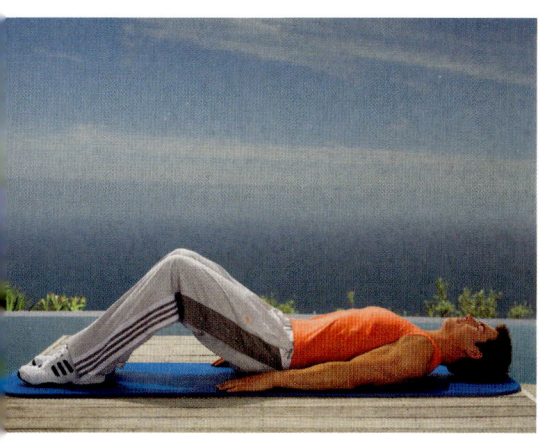

RÜCKENLAGE

Legen Sie sich auf den Rücken gerade auf dem Boden ab. Die Füße hüftbreit aufstellen, sodass die Knie nach oben zeigen. Die Fersen etwas zum Körper heranziehen. Die Schultern liegen entspannt am Boden, die Arme seitlich am Körper.

all in

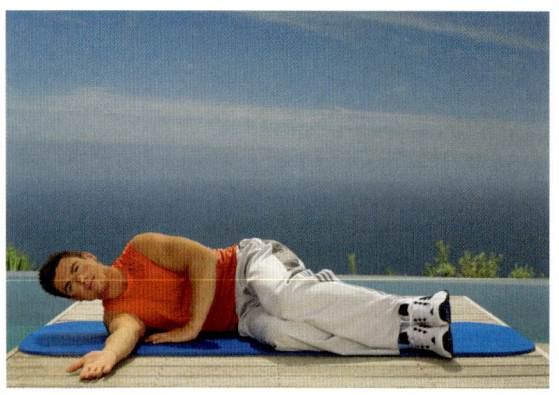

SEITLAGE

Sie liegen entweder auf der rechten oder linken Körperseite, der Oberkörper und die Beine bilden eine Linie oder die Knie sind angewinkelt. Der untere Arm liegt gestreckt vor dem Körper. Mit der Hand des oberen Arms stützen Sie sich vor dem Körper etwa in Taillenhöhe ab.

VIERFÜSSLERSTAND

Die Hände stützen flach aufgesetzt den Oberkörper unter den Schultern, die Fingerspitzen zeigen dabei nach vorn. Die Kniegelenke befinden sich exakt unter den Hüftgelenken, die Oberschenkel sind senkrecht, Unterschenkel und Fußrücken liegen parallel auf der Unterlage oder die Zehen sind aufgestellt. Der Nacken ist lang, der Blick auf den Boden gerichtet.

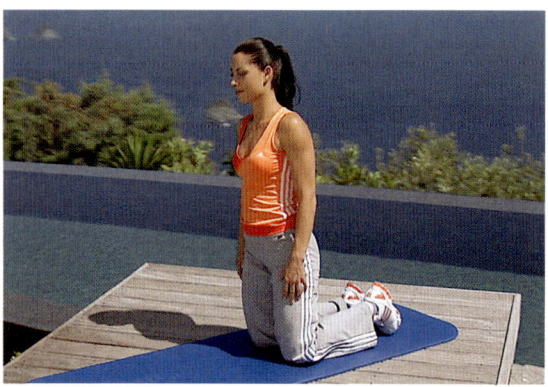

KNIESTAND

Auf dem Boden knien, Oberschenkel und Rumpf bilden eine Senkrechte. Die Füße und die Unterschenkel liegen parallel auf dem Boden oder die Zehen sind aufgestellt. Das Becken ist aufgerichtet, die Arme liegen locker seitlich am Körper. Die Schultern nach hinten unten ziehen, der Nacken ist lang. Den Blick während der Übung nach vorne richten.

one

>> Training – leicht gemacht

Was für den Oberkörper, was für die Beine und die Füße nicht vergessen – es braucht nicht viel – und schon kann es losgehen. Das meiste werden Sie eh schon zu Hause haben. Vermutlich müssen Sie keine größere Shoppingtour hinter sich bringen, bevor Sie loslegen können.

DIE PASSENDE KLEIDUNG

Sie müssen nicht wie ein Fitnessstar gekleidet sein. Dennoch sollten Sie etwas tragen, das Ihnen gefällt. Wenn Sie sich in Ihrem Outfit wohlfühlen, trainieren Sie doch gleich leichter. Die wichtigsten Regeln bei der Wahl der Fitnesskleidung:

- Sie sollte bequem und dennoch nicht zu weit sein. Elastisches Material eignet sich besser als nicht dehnbares.
- Da Sie durchaus, besonders bei den höheren Levels, ins Schwitzen kommen können, tragen Sie am besten Kleidung aus Schweiß aufsaugendem Material. Moderne Sportbekleidung ist meist atmungsaktiv, denn sie absorbiert den

Schweiß und ist daher empfehlenswert. Darüber hinaus ist sie waschmaschinentauglich oder auch schnell von Hand gewaschen und trocknet fast ebenso schnell wieder. Am nächsten Tag kann es daher gleich weitergehen!

- Frauen sollten beim Sport unbedingt einen stützenden, gut sitzenden Sport-BH tragen. Passt, wackelt und hat Luft – das sind im

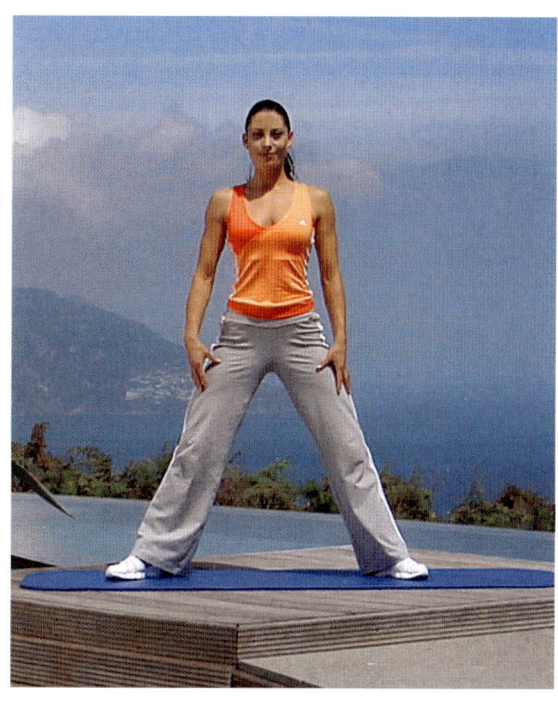

Grunde die wesentlichen Merkmale eines guten Sport-BHs. Tragekomfort und Atmungsaktivität zählen. Die Angaben für die Körbchen und den Umfang sollten mit Ihrer regulären Größe übereinstimmen. Sie sollten sich darin vor allem wohlfühlen, achten Sie daher beim Anprobieren darauf, dass die Nähte sauber verarbeitet sind und nichts scheuert oder kratzt. Wichtig: Da sich der Busen bei jedem Schritt bewegt, sollten alle Frauen – auch jene mit wenig Busen – einen Sport-BH tragen. Denn das Stützgewebe des Busens ist nicht sehr fest und könnte an Spannkraft verlieren.

DER GUTE SCHUH

Ganz wichtig, denn die Füße tragen unser ganzes Gewicht und sollten daher mit viel Aufmerksamkeit bedacht werden. Trainieren Sie möglichst nicht mit bloßen Füßen. Denn mit kalten Füßen – besonders Frauen neigen rasch zu solchen – kühlt auch der restliche Körper schnell aus. Darüber hinaus bieten gute Schuhe den Füßen mehr Halt, was insbesondere bei den Cardio-Bewegungen und dynamischen Standübungen wichtig ist.

Sportschuhhersteller bieten heute ausgetüftelte Spezialschuhe für jede

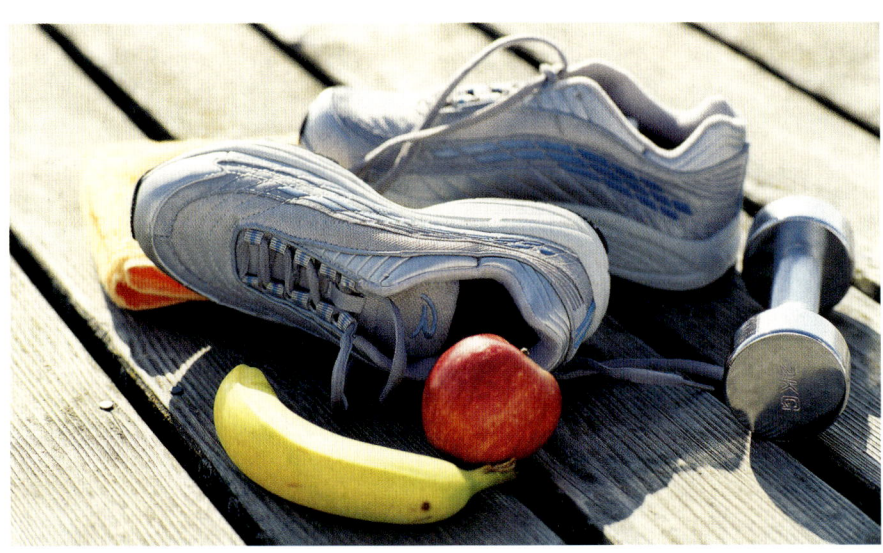

one

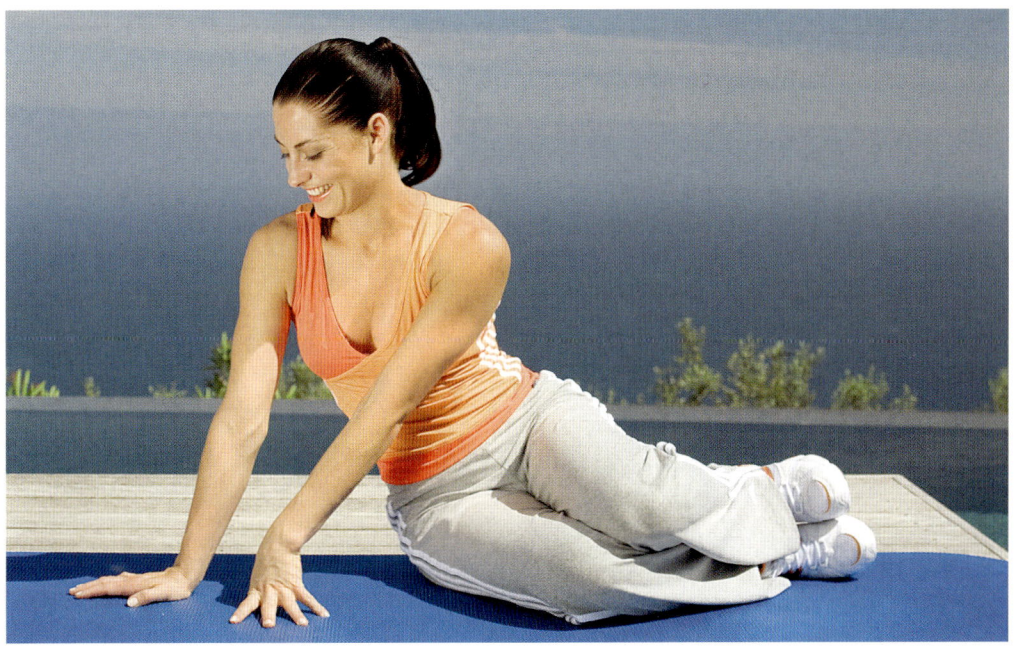

Sportart und Fußform, alle Bedürfnisse und Gewichtsklassen an.

Tipp: Finger weg von Discounter-Billigschuhen, stattdessen unbedingt im Fachgeschäft beraten lassen. Wenn Sie erklären, was Sie vorhaben und die Schuhe vielleicht auch zum Laufen (Joggen) nutzen wollen, wird man Ihnen sicher den in jeder Hinsicht „passenden" Schuh empfehlen.

DIE RICHTIGE MATTE

Die Bodenübungen sollten Sie auf einer Matte machen. Hierfür empfehle ich Ihnen eine Yogamatte. Diese ist doppelseitig griff- und rutschfest, zwischen drei und sechs Millimeter dick, hält Bodenkälte ab und ist ausgesprochen langlebig. Eine solche Matte bietet einen sicheren Untergrund, wenn es beim Training auf den Boden geht.

all in

>> Training – richtig gemacht

Damit die Kraft wirklich aus der Mitte kommt, ist ein ausgewogenes Training sehr wichtig. Das Bauchfett richtig bekämpfen – wie macht man das am besten? Wer trainiert, hat ein bestimmtes Ziel vor Augen, weiß jedoch häufig nicht, wie er es erreichen soll. Sie wollen also Ihr Bäuchlein zu einem straffen Bauch oder gar einem Waschbrettbauch machen und Ihre Figur auf Vordermann bringen. Da hilft ein gezieltes Bauchtraining mit Stärkung der Rückenmuskulatur, kombiniert mit einer Verbesserung der allgemeinen Fitness.

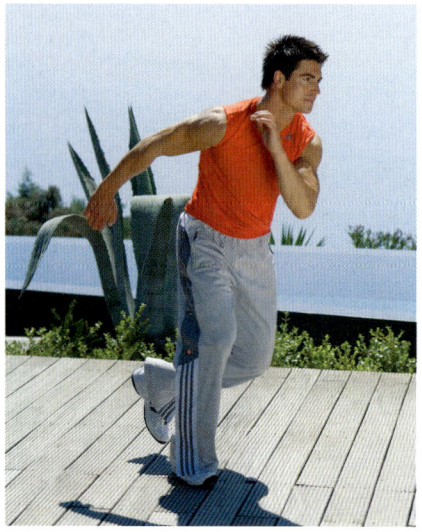

AUFBAU DES TRAININGS

Ich empfehle Ihnen ein Training von 40 bis 60 Minuten mindestens 3-mal in der Woche. Teilen Sie Ihr Training in drei Phasen bzw. Abschnitte ein: Aufwärmen, Trainieren der ausgewählten Übungen (Hauptteil), Dehnen und/oder Cool-Down. Wobei das Aufwärmen, da es den Stoffwechsel ankurbelt, das Training erst richtig effizient macht.

Beginnen Sie jedoch langsam, und muten Sie sich nicht gleich zu viel zu. Dann hält die Motivation länger, und die Erfolge können sich auch einstellen. Und Erfolgserlebnisse motivieren wiederum zum Weitermachen. Ein positiver Kreislauf für die gute Figur!

AUFWÄRMEN – CARDIO I UND II

Mit dem Cardio-Training aktivieren Sie Ihr Herz-Kreislauf-System und bringen damit Ihren Körper auf die richtige Betriebstemperatur. Außerdem werden die Stoffwechselprozesse angeregt, die Durchblutung wird gefördert und bei intensivem, regelmäßigem Training

one

vor allem der Fettstoffwechsel aktiviert. Spezielle Mobilisations- und Dehnübungen bereiten Muskeln, Sehnen, Bänder und Gelenke auf die Übungen vor. Daher ist es sinnvoll, mit einem einfachen Cardio-Training zu beginnen.

Cardio I ist ein einfaches Aufwärm–Ausdauertraining. Die Bewegungen sind bewusst kraftvoll und dynamisch gehalten. Konzentrieren Sie sich auf die Spannung, und führen Sie die Bewegungen exakt aus. Je einfacher die Bewegungen, umso höher ist oft die Intensität, weil Sie sich dann mehr auf den Körper konzentrieren können als darauf, sich bestimmte Abfolgen merken zu müssen. Dieses Cardio-Training wurde im Übrigen mit Eishockey- und Fußballspielern erprobt und hat sich somit auch für Männer als geeignet erwiesen.

Cardio II ist insgesamt koordinativ etwas anspruchsvoller. Die Bewegungen erinnern an Funky-Tanzbewegungen, die Spaß machen und zudem leicht nachvollziehbar sind. Hierbei werden auch Armbewegungen integriert. Die vielen Wiederholungen schaffen Sicherheit und bewirken den nötigen Ausdauereffekt.

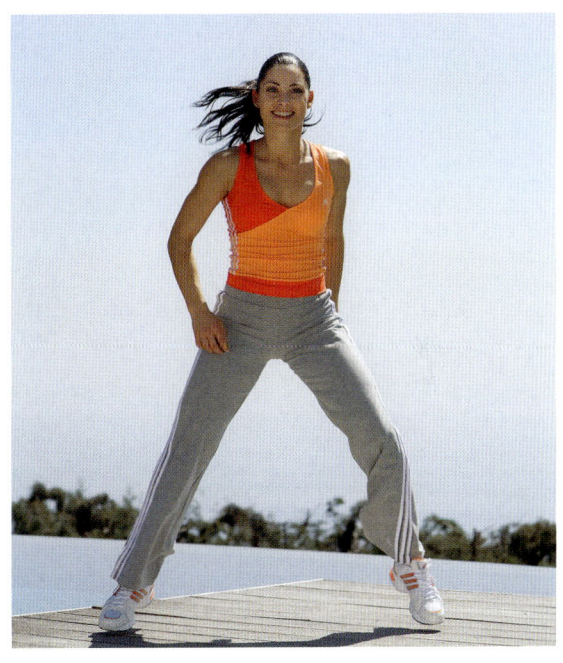

Beide Cardio-Formen finden Sie auf der beiliegenden DVD. Lassen Sie sich von der Begeisterung anstecken, und wählen Sie Ihr persönliches Cardio-Favorite! Probieren Sie einfach Cardio I und Cardio II aus, dann merken Sie, welches Programm Ihnen besser zusagt. Für Einsteiger empfehle ich allerdings grundsätzlich Cardio I, da es koordinativ einfacher ist und mehr Levels bietet.

Je nachdem, wie intensiv Sie trainieren möchten oder wie fit Sie sind bzw. Sie sich an diesem Tag fühlen, können Sie eine oder auch beide Sequenzen wählen. Wollen Sie sich (noch) nicht so sehr anstrengen, beginnen Sie mit einer Sequenz Cardio I und schließen ausführen. Dennoch: Setzen Sie sich realistische Ziele, und überfordern Sie sich nicht! Spüren Sie kalten Schweiß, oder haben Sie einen hochroten Kopf,

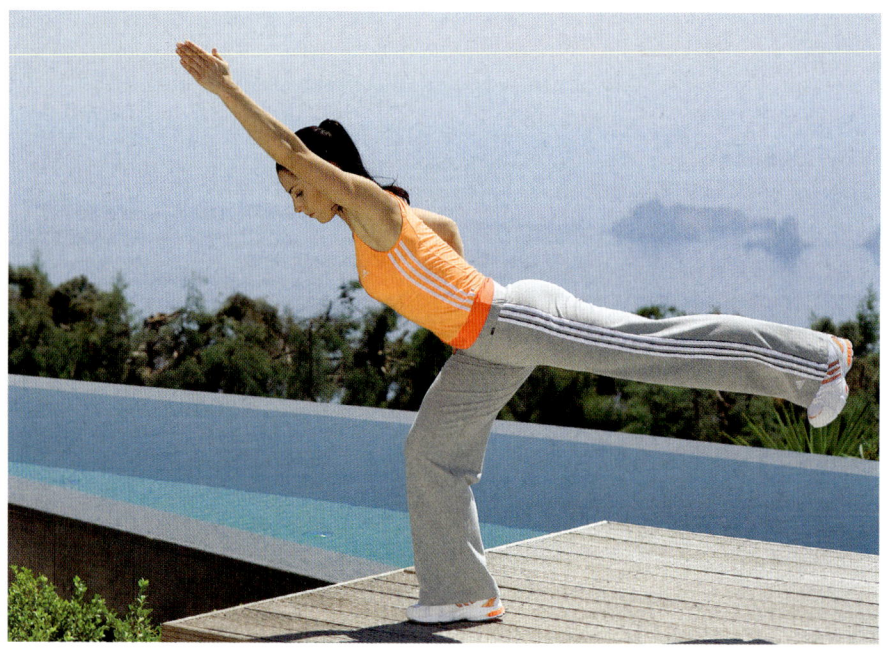

dann das Bauchtraining an. Wenn Sie Cardio I mühelos durchführen können, wiederholen Sie die Sequenz oder schließen Cardio II an.

Möchten Sie Ihre Ausdauer intensiver trainieren, dann können Sie beide Einheiten auch mehrmals nacheinander

dann wählen Sie ein einfacheres Level oder gehen Sie auf der Stelle, bevor Sie weitermachen oder das Training mit dem Dehnen abschließen.

Das Herz-Kreislauf-System lässt sich außerdem mit Laufen (Joggen) ankurbeln. Wählen Sie hierfür eine flache, ebene Strecke, und laufen Sie locker etwa 10–20 Minuten. Laufen Sie nur so schnell, dass Sie sich noch gut mit einem Partner unterhalten könnten.

Auch Walken bringt den Kreislauf in Schwung. Gehen Sie flotten Schrittes eine Runde um den Block und schließen Sie dann die Bauchübungen an.

Fahrradfahren im Freien oder auf einem Ergometer ... Radeln Sie 10–20 Minuten ohne aus der Puste zu kommen, auch das macht den Kreislauf fit! Suchen Sie sich daher zum Aufwärmen aus, was Ihnen am meisten Spaß macht, oder wechseln Sie: mal Radfahren, mal Laufen, dann wieder einige Tage Cardio – ganz wie es Ihnen gefällt! Das Cardio-Training kann nach Belieben ausgedehnt werden. Steigern Sie sich jedoch langsam.

Wichtig Trinken Sie während des Trainings ausreichend, am besten Schorle (Wasser mit Fruchtsaft). Dies erhält den Wasserhaushalt des Körpers aufrecht und sorgt durch den Fruchtzucker für sofortige Energie. Legen Sie die Trinkpause ans Ende einer Trainingssequenz. Legen Sie jedoch keine (richtige) Pause ein, sondern machen Sie zügig weiter, sonst müssen Sie von vorne beginnen, was anstrengend und zeitaufwändig ist.

HAUPTTEIL – BAUCHÜBUNGEN

Der Hauptteil beinhaltet das eigentliche Trainingsziel – nämlich die Kräftigung der Bauchmuskulatur mit dem integriertem Training der Rückenmuskeln. Bei der Bauchmuskulatur werden dabei alle Anteile – die geraden, seitlichen, schrägen und queren Bauchmuskeln – berücksichtigt, ebenso wie ihre jeweiligen äußeren und tieferliegenden Schichten.

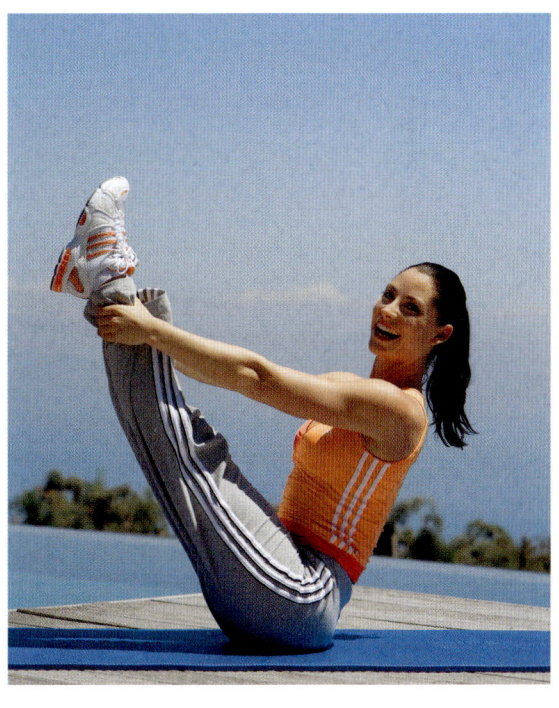

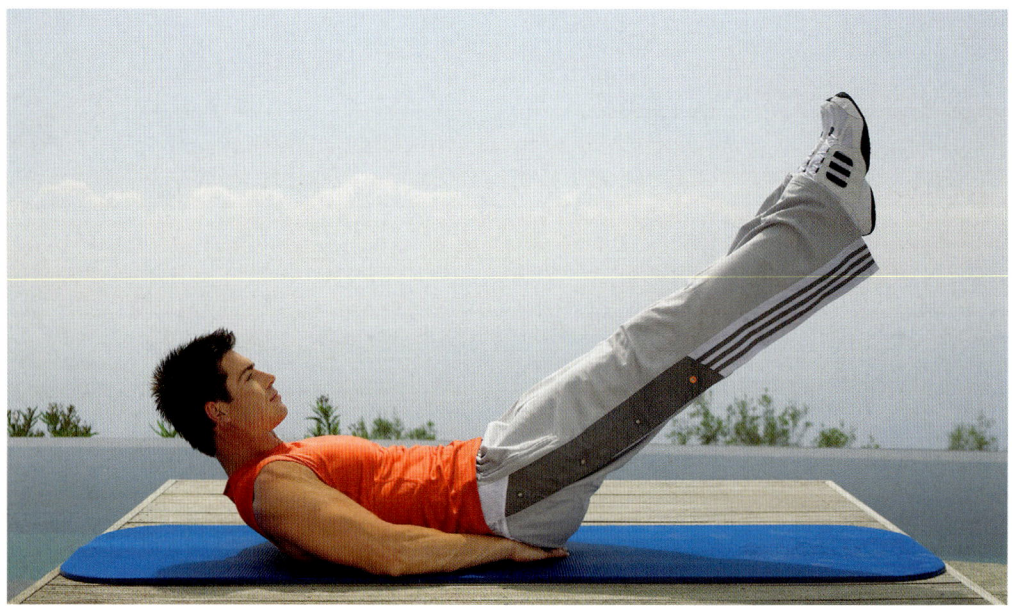

Der Aufbau eines leistungsfähigen Muskelzentrums in der Körpermitte, also auch der Rückenmuskeln, stabilisiert die Wirbelsäule von allen Seiten. Das Bauch- und das Rückentraining werden somit sinnvoll miteinander verbunden. Das Programm enthält Übungen im Stand, im Stütz, im Sitzen und in der Rückenlage, sodass die Muskulatur sowohl vielseitig angesprochen wird als auch ein muskulärer Ausgleich gegeben ist.

Der Wechsel aus statischen und dynamischen Übungen hält die Muskelfasern auf Trab. Ihr Training bleibt variabel, Ihr Körper wird gefordert, und Sie profitieren lange von diesem Programm, da immer wieder neue Reize auf die Muskulatur gesetzt werden. Die Integration von Ganzkörperübungen fördert das Muskelzusammenspiel und somit die gesamte Koordination. Verspannungen kann so entgegengewirkt und eine gesunde Körperhaltung aufgebaut werden. Und Sie kommen Ihrem Ziel, einem schönen, straffen Bauch, immer näher. Das steigert Ihr Wohlbefinden und fördert Ihre frische, positive Ausstrahlung!

one

DEHNEN – COOL-DOWN

Der letzte Trainingsabschnitt dient der Regeneration. Damit lassen Sie Ihr Training ausklingen, der Motor wird „heruntergefahren", der Wagen (Ihr Körper) „rollt" allmählich aus. Jene Muskulatur, die zum Verkürzen neigt, wird gedehnt und somit auch Muskelverspannungen vorgebeugt. Auf diese Weise ermüden Muskeln zudem nicht so rasch, regenerieren sich besser, und Stoffwechselprodukte können sich nicht so leicht ablagern.

Das Dehnen bietet einen Ausgleich bzw. Abschluss für die vorangegangene Belastung und dient zur Erhaltung der aktuellen Dehnfähigkeit der Muskulatur und der Entspannung. Gönnen Sie sich diese Zeit zur Erholung!

AUSFÜHRUNG DER BEWEGUNGEN

Führen Sie die Bewegungen kontrolliert und ohne Schwung aus und behalten Sie den normalen Bewegungs- und Atemfluss bei. Vermeiden Sie Pressatmung. Atmen Sie ruhig und gleichmäßig bei der Belastung ein und bei der Entlastung aus. Bei statischen Positionen atmen Sie gleichmäßig weiter. Achten Sie auf die korrekte Haltung (s. Seite 11 ff.), und trainieren Sie alle Übungen mit einer gewissen Bauch- und Grundspannung, indem Sie die Bauchdecke zur Wirbelsäule ziehen und die Pobacken leicht anspannen.

Halten Sie sich an Anweisungen. Können Sie bei einer Übung eine vorge-

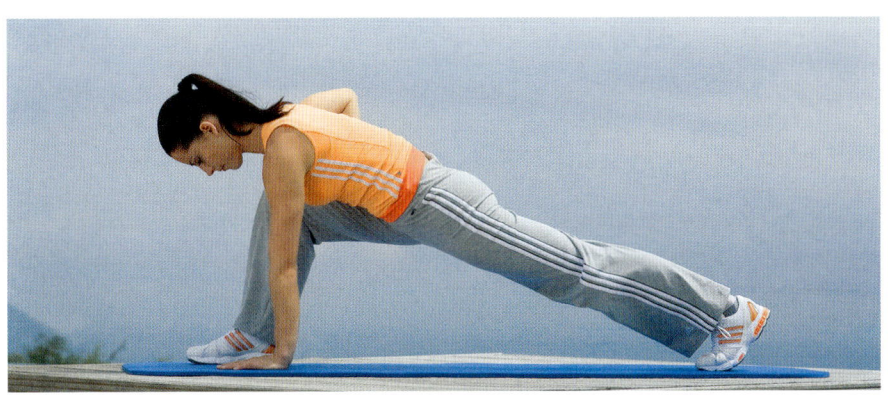

all in

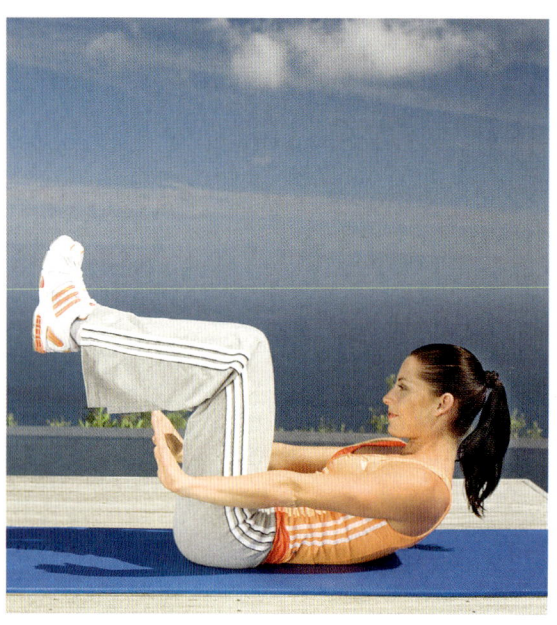

GRUNDSÄTZLICHES ZU CRUNCH-BEWEGUNGEN

Bei Crunch–Bewegungen nur die Schultern vom Boden lösen. In der Rückbewegung die Bauchmuskeln anspannen. Den Oberkörper nicht ganz ablegen. Legen Sie die Hände auf die untersten Rippenbögen. Heben Sie den Oberkörper leicht an, dann spüren Sie, wie der Muskel über die Rippe zieht. Diese Spannung gilt es während des Trainings immer aufrechtzuerhalten. Mit dem Oberkörper nur so weit zurückgehen, dass der Muskel noch über dem Rippenbogen spürbar ist.

gebene, korrekte Körperhaltung nicht beibehalten, führen Sie die Bewegung kleiner oder langsamer aus. Wählen Sie ein Level, auf dem Ihnen die korrekte Bewegungsausführung leichtfällt. Dennoch sollte es Sie fordern. Sollte Ihnen eine Übung während eines Ablaufes zu anstrengend werden, schalten Sie einen Gang zurück, und machen Sie auf einem einfacheren Level weiter. Also wie bei allem: Das richtige Maß macht's! Und mit etwas Geduld und mit etwas Übung werden Sie sicher rasch Erfolge feststellen.

UNTERSCHIEDLICHE LEVELS

Unterschiedliche Übungen in verschiedenen Levels machen das Programm abwechslungsreich und interessant. Und alles, was interessant ist, hält uns länger bei der Stange! Denken Sie jedoch daran, jede Übungssequenz mit dem Aufwärmen zu beginnen, um den Körper auf Betriebstemperatur zu bringen, wobei auch die Übungen von Cardio I und Cardio II mehrere Levels haben. Dann erst folgen die eigentlichen Bauch-weg-Übungen. Und zu

one

guter Letzt den „Motor" mittels Dehnen immer herunterfahren.

Arbeiten Sie die Übungen zunächst mit dem Buch durch. Wenn Sie diese gut beherrschen, dann folgen Sie den Anweisungen auf der DVD, auf der sich auch das Cardio I und das Cardio II für Fortgeschrittene befinden. Arbeiten Sie sich von Level zu Level voran. Gehen Sie es langsam an, denn kleinere Etappen lassen sich besser meistern, und das Erfolgserlebnis ist Ihnen sicher.

KONTINUITÄT – DER SCHLÜSSEL ZUM ERFOLG

Nur Kontinuität bringt auch den gewünschten Erfolg. Dann erfahren Sie körperliche Veränderungen und spüren, wie der Bauch schön geformt, flach und kräftig wird. Und damit der Erfolg anhält, sollte kontinuierlich weitertrainiert werden – es lässt sich nämlich nicht auf Vorrat trainieren!

Planen Sie feste Trainingszeiten ein. Auf- bzw. Verschieben gibt es nicht! Das hilft, vor allem zu Beginn, in einen Trainingsrhythmus zu kommen. Aller

Anfang ist schwer! Doch nun auch die gute Nachricht: Es wird zunehmend leichter, sobald das Training in den Tages- oder Wochenablauf fest integriert ist.

Manchmal wird es zeitlich eng, und das Training steht auch noch an … Wer kennt das nicht? Lassen Sie trotzdem Ihr Training nicht ausfallen. Stellen Sie sich rasch eine kürzere Übungseinheit zusammen. Eine gute Gelegenheit, Ihre Lieblingsübungen auszuwählen! Optimal hierfür sind die Kurzprogramme ab Seite 76 ff.!

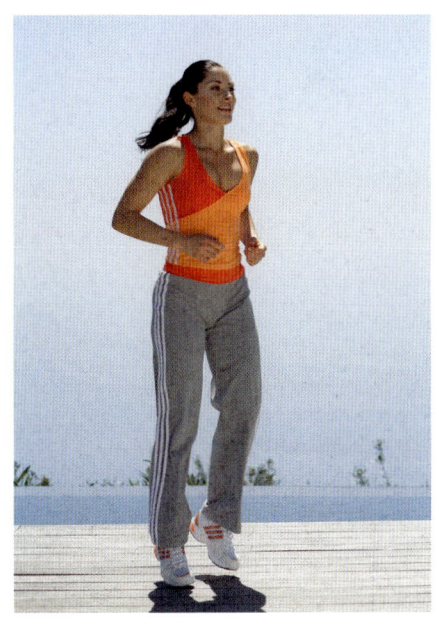

>> Essen Sie sich fit

Gesunde und ausgewogene Ernährung ist neben regelmäßigem Training eine der wichtigsten Voraussetzungen für sportlichen Erfolg. Doch was sollen Sie nun essen und trinken? Unsere Auswahl an Lebensmitteln und Getränken hat Einfluss auf unseren Körper. Achten Sie daher darauf, was Ihnen guttut. Ihr Körper weiß meist sehr genau, was am besten für ihn ist. Mag für den einen Frischkost belebend wirken, kann dies der andere wiederum nicht so gut vertragen. Generell gilt, alle Nährstoffe zu berücksichtigen. Kohlenhydrate, Eiweiße, Fette, Mineralstoffe und Vitamine, um nur die wichtigsten Bausteine zu nennen.

KOHLENHYDRATE

Kohlenhydrate sind die Grundlage einer gesunden Ernährung. Sie stecken in Brot, Reis, Nudeln aber auch in Obst und Gemüse und sollten reichlich verzehrt werden. Obst, Gemüse und Vollkornprodukte enthalten zugleich Ballaststoffe, die länger im Magen bleiben und gleichzeitig Vitamine und Mineralien liefern. Doch aufgepasst bei Zucker und Weißmehl, beide sind – im Übermaß verzehrt – Dickmacher. Dennoch: Kohlenhydrate sind die „Energieakkus" für Sporttreibende! Auch die Hirnleistung wird durch Kohlenhydrate unterstützt.

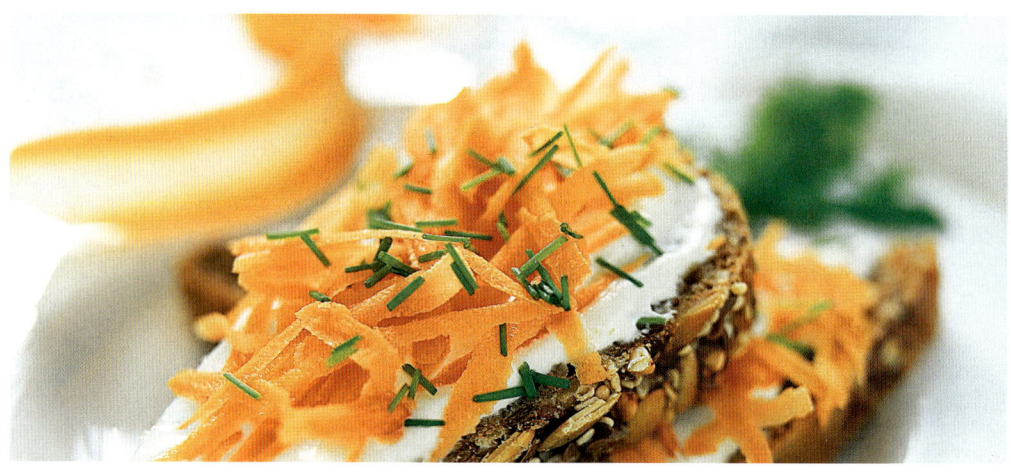

one

FETTE

Obgleich in Verruf geraten, sind nicht alle Fette für den Körper schlecht! Es kommt auf die Qualität an. Fette dienen als Energielieferant und Baustoff für Körperzellen. Achten Sie dennoch auf gute und weniger verträgliche Fette.

Einfach ungesättigte Fettsäuren

Sie sind die Grundlage für gute Blutfettwerte und helfen, den Cholesterinspiegel zu senken.
Vorkommen: Olivenöl, Rapsöl, Avocado, Nüsse

Mehrfach ungesättigte Fettsäuren

Sie sind für den Körper lebensnotwendig, doch einige können von ihm nicht selbst hergestellt und müssen über die Nahrung zugeführt werden.
Vorkommen: Nüsse, viele Pflanzenöle, Fisch (am besten Meeresfisch, da dieser gleichzeitig reich an Jod ist) wie Lachs, Seelachs, Loup de Mer, Kabeljau oder auch Meeresfrüchte

Gesättigte Fette

Diese Fette sind nicht ideal für den Körper, da sie den Cholesterinspiegel

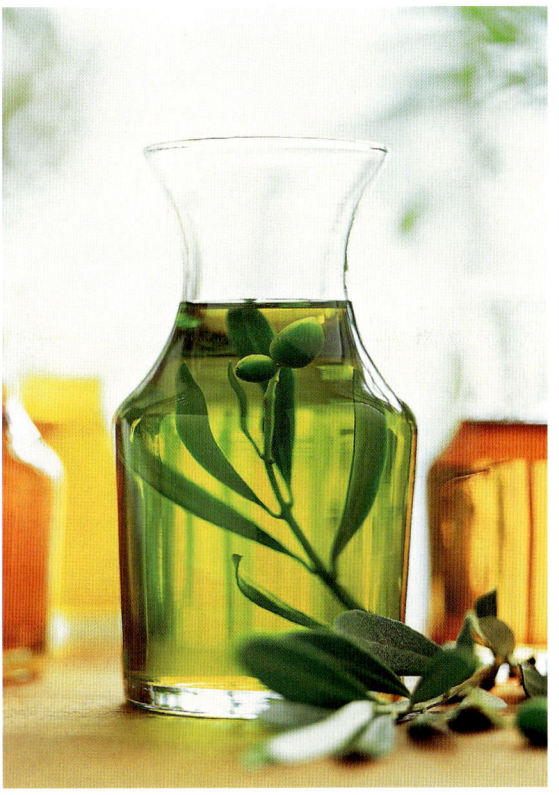

im Blut erhöhen können und als Speicherfett im Körper gelagert werden. Daher sollten Sie bei Wurst und Käse auf den Fettgehalt achten.
Vorkommen: vor allem Butter, Margarine (vorzugsweise aus Kokos- oder Palmkernfett hergestellt), Käse, Sahne, fettes Fleisch und Wurstwaren, alle gehärteten Fette (wie in vielen Fertiggerichten, Frittierfett, Schokolade)

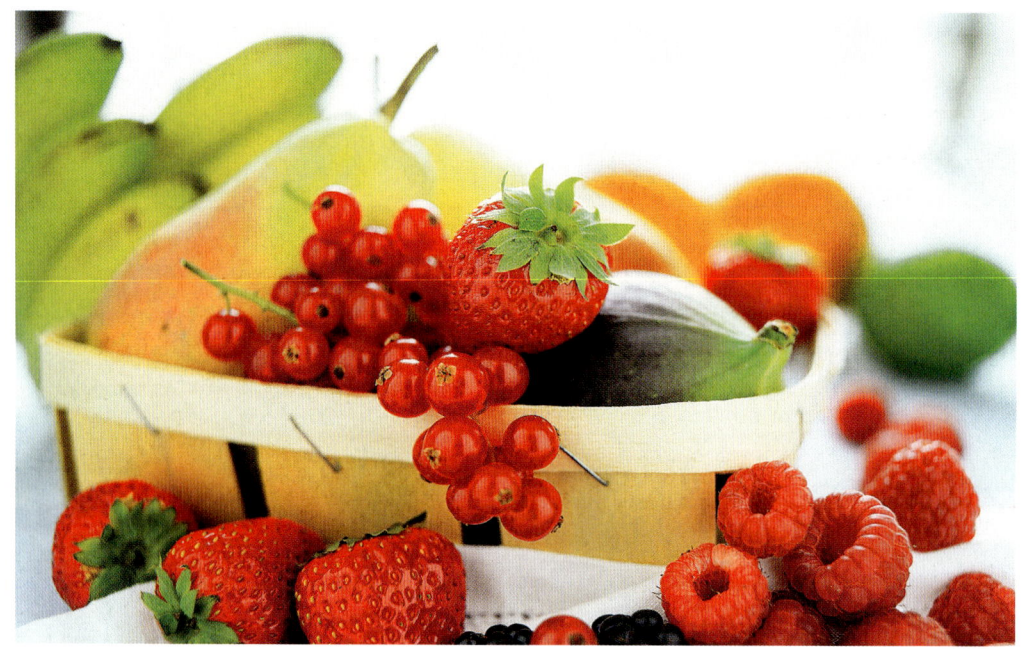

EIWEISS

Fleisch ist der Eiweißlieferant Nummer eins. Achten Sie beim Fleischkauf auf gute Qualität. Greifen Sie zu fettarmem Fleisch wie Hähnchen und Pute, aber auch Rind-, Schweine- oder Lammfleisch ist geeignet. Doch Sie müssen sich nicht Fleischberge auf den Teller häufen. Milch, Joghurt und fettarmer Käse sind gute Alternativen. Auch in Pflanzenkost kann viel Eiweiß stecken – vor allem in Hülsenfrüchten und Nüssen.

OBST UND GEMÜSE

Die Grundlage für eine gesunde Ernährung: Mehrmals am Tag eine Portion Obst oder Gemüse. Achten Sie auch hierbei auf Qualität. Ein Stück frisches Obst – das ist für Sportler auch zwischendurch beim Training ideal!

one

REICHLICH TRINKEN

Der Körper braucht zusätzlich zum Essen 1,5 – 2 Liter Flüssigkeit am Tag. Zum Durststillen am besten geeignet sind Wasser, ungezuckerte Tees oder verdünnte Fruchtsäfte (Schorle).

Wichtig Trinken Sie, bevor der große Durst kommt. Wenn der Schweiß von der Stirn rinnt, muss schon längst für reichlich flüssigen Nachschub gesorgt sein.

Die tägliche Wasserzufuhr wird häufig unterschätzt. Wasser hält nicht nur das Bindegewebe straff und funktionsfähig. Auch die Organe werden in ihrer Funktion durch ausreichend Wasser unterstützt. Zudem hält Wasser die Haut geschmeidig. So manches Fältchen lässt sich also schon durch regelmäßiges ausreichendes Trinken vermeiden. Eine günstige Alternative zu teuren Feuchtigkeitscremes! Am besten nehmen Sie immer eine Flasche Wasser mit, wenn Sie länger unterwegs sind.

Achten Sie bei Getränken, auch bei Sportgetränken, auf die Kalorien. Trinken Sie gerne eine Tasse Kaffee oder ein Glas Rotwein, dann nehmen Sie

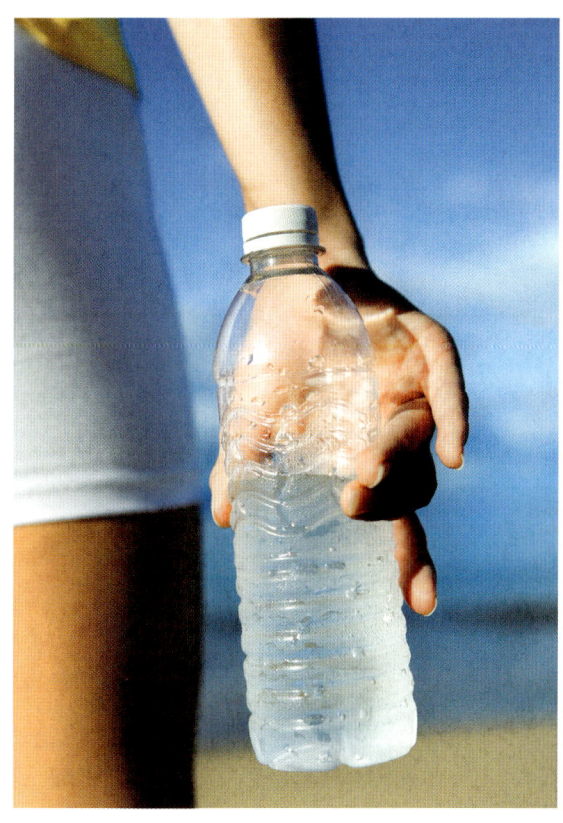

ein Glas Wasser dazu. Versuchen Sie auch, den Kaffee durch grünen oder weißen Tee zu ersetzen. Starten Sie in den Tag mit zwei Glas Wasser. Das bringt Ihren Organismus in Schwung!

bauch

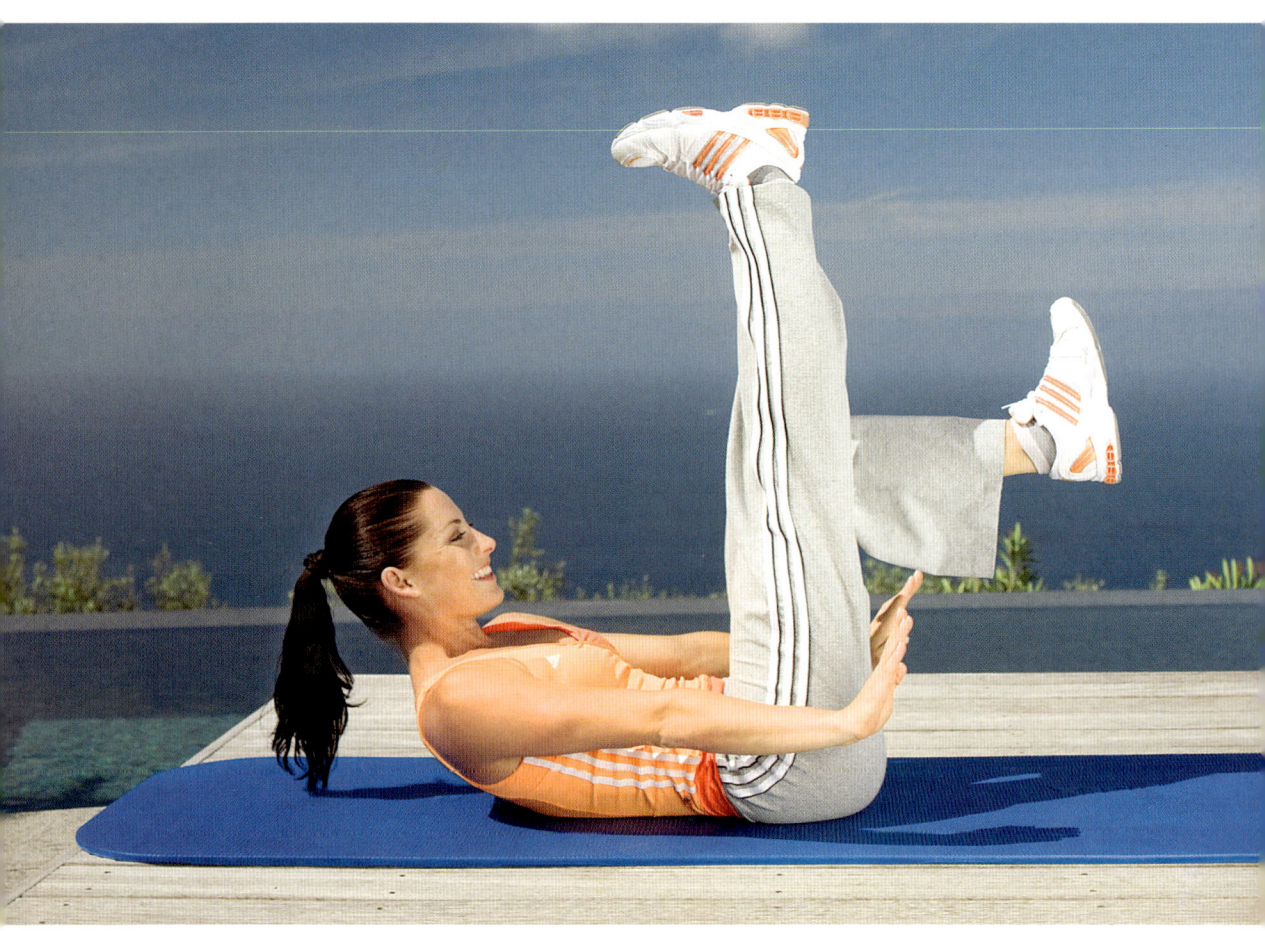

übungen

>> Der effektivste Weg zum straffen Bauch

Der Bauch muss weg! Dann mal los. Mit diesen Übungen schaffen Sie es bestimmt. Damit alle mitmachen können, werden verschiedene Levels für die Übungen angeboten. Also: keine Ausreden mehr! Stellen Sie sich vor, wie Ihr Bauch in Kürze aussehen wird. Das wird Sie motivieren.

Beginnen Sie stets mit dem Cardio-Training, um Ihr Herz-Kreislauf-System in Schwung zu bringen. Sehen Sie sich die DVD an und machen Sie mit!

Da es die eine Übung nicht gibt, die alles abdeckt – hier der effektivste Weg zum straffen Bauch. Denken Sie daran: In der Ruhe liegt die Kraft! Kontraktionen, die langsam ausgeführt werden, erzielen bessere Ergebnisse als schnelle Wiederholungen und hastige, ruckartige Bewegungen.

Und zu guter Letzt: Lassen Sie das Training immer mit einigen Dehnübungen ausklingen. Das dient auch der Entspannung!

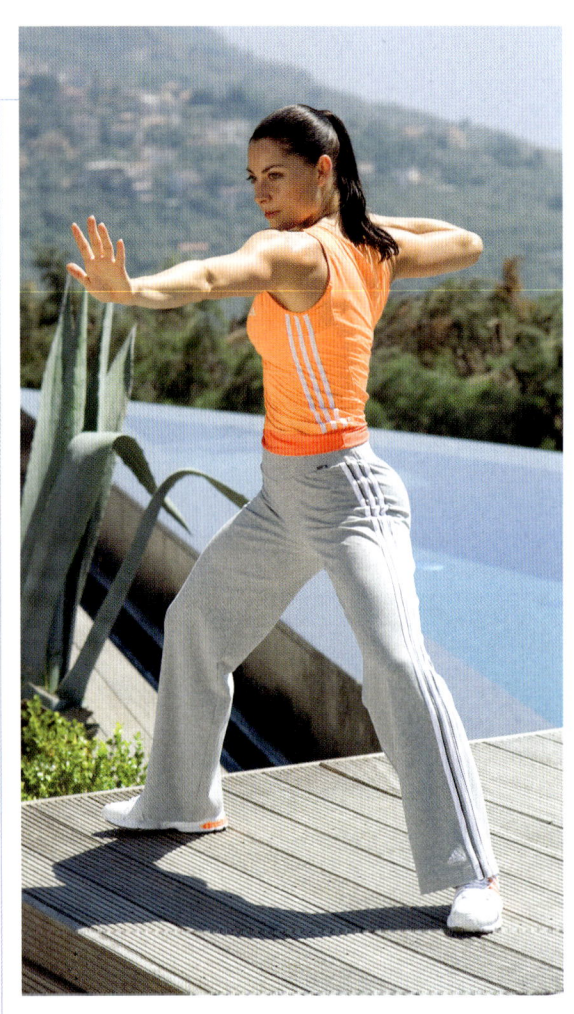

AUFWÄRMEN MIT CARDIO

Mit dem Cardio-Training aktivieren Sie Ihr Herz-Kreislauf-System und bringen Ihren Körper auf die richtige Betriebstemperatur. Daher sollten Sie Ihr Training immer mit einer Einheit Cardio-Training beginnen.

Cardio ist eine Trainingsform, bei der die großen Muskelgruppen in Bewegung gehalten werden. Dadurch wird vor allem das Herz-Kreislauf-System und die Atmung trainiert. Darüber hinaus liefert es Power für den ganzen Körper und stetige Abwechslung im Fitness-Alltag. Ob als Ausdauertraining, zur Fettverbrennung oder zum Aufwärmen für die Bauchmuskelübungen – Cardio-Training tut Ihnen gut!

Beide Cardio-Formen finden Sie auf der beiliegenden DVD. Lassen Sie sich von der Begeisterung anstecken!

wärmen

SO FUNKTIONIERT DAS TRAINING

Ihr persönliches Training können Sie sich wie folgt zusammenstellen:

- Folgen Sie meinen Vorschlägen im Buch (s. Seite 33 ff.).
- Stellen Sie sich ganz nach Belieben selbst ein Übungsprogramm zusammen. Vielleicht sogar zwei – ein längeres und ein kürzeres, wenn die Zeit mal knapp sein sollte.
- Führen Sie eines der Kurzprogramme (s. Seite 76 ff.) durch.

Je nach Fitness-Grad empfehle ich für Einsteiger, Geübte und Fortgeschrittene folgenden Ablauf bzw. folgende Kombination:

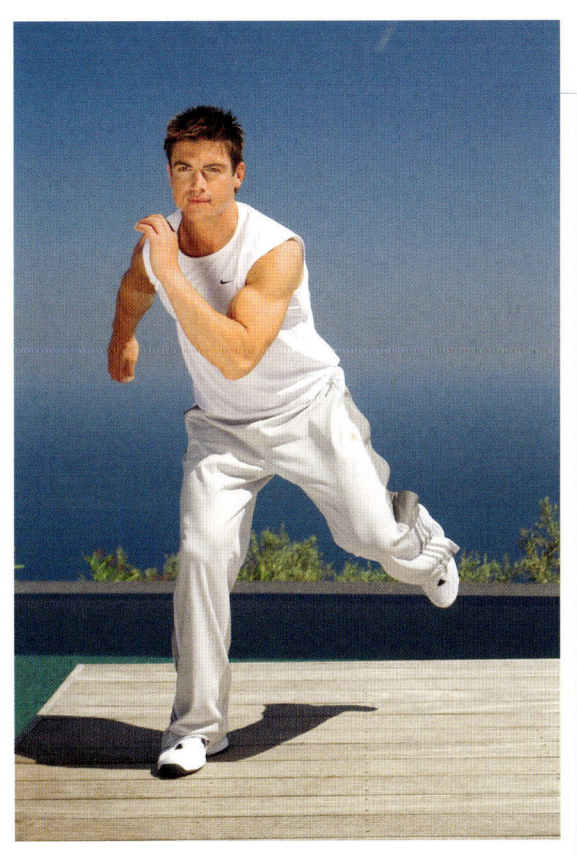

EINSTEIGER	GEÜBTE	FORTGESCHRITTENE	
Cardio I	Cardio II	Cardio I	Cardio I
Hauptteil	Hauptteil	Cardio II	Cardio I
Dehnen	Dehnen	Hauptteil	Hauptteil
		Dehnen	Dehnen

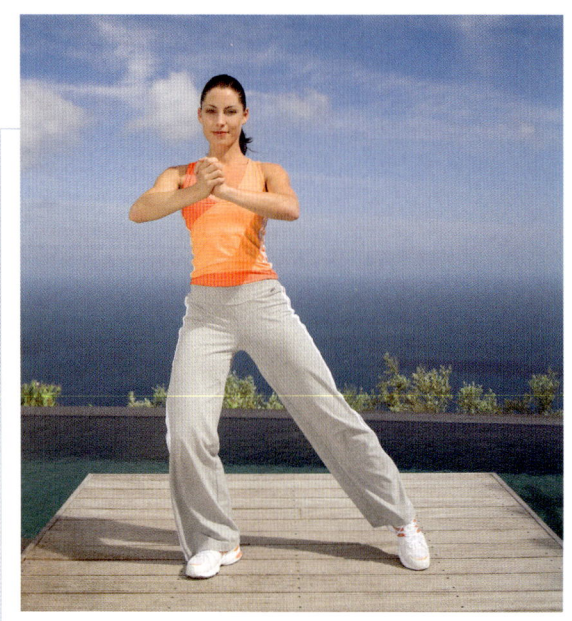

BALANCED SIDE CRUNCH

Kräftigung der seitlichen, schrägen Bauchmuskulatur. Ganzkörperübung mit integrierter Gleichgewichtsschulung.

VORBEREITUNG

- Grätschstand. Die Beine zur Grätsche öffnen, die Fußspitzen zeigen leicht nach außen.
- Schultern nach hinten unten ziehen und den Rücken strecken.
- Das Gewicht auf das rechte Bein verlagern und das Knie beugen.
- Die Hände schließen.

AUSFÜHRUNG – LEVEL 1

- Das linke Knie seitlich nach oben ziehen. Dabei linken Ellenbogen und Oberkörper zum Bein drehen.
- Die Bauchmuskeln anspannen.
- Das linke Bein wieder strecken und mit der Fußspitze am Boden auftippen. Die Arme nach oben führen.
- 8-mal wiederholen. Seitenwechsel.

VARIATION

Das Gewicht auf das rechte Bein verlagern und das Knie 16-mal zügig nach oben ziehen. Seitenwechsel.

AUSFÜHRUNG – LEVEL 2

- Das linke Bein seitlich anheben.
- Das linke Knie seitlich nach oben ziehen. Dabei linken Ellenbogen und Oberkörper zum Bein drehen.

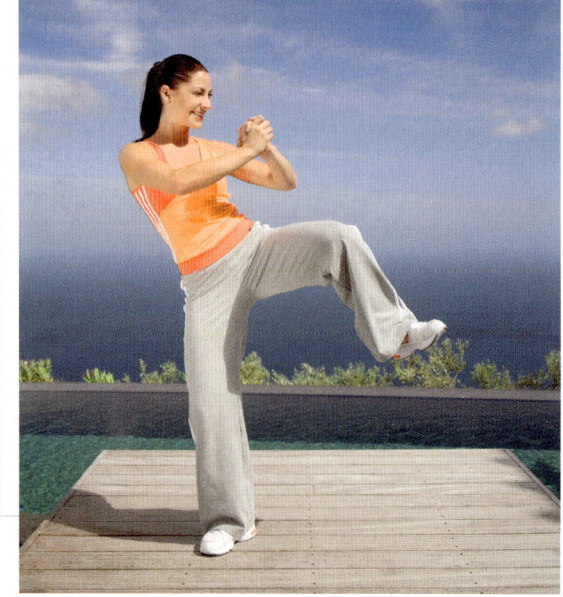

übungen

- Die Bauchmuskeln anspannen.
- Das linke Bein wieder strecken und in der Luft halten. Die Arme nach oben führen.
- 8-mal wiederholen. Seitenwechsel.

VARIATION RHYTHMUS-WECHSEL

Das Knie 2-mal langsam und 4-mal schnell anziehen und das Ganze wiederholen. Langsam auf das andere Bein kommen. Seitenwechsel.

STATISCH HALTEN

- Das linke Bein angewinkelt seitlich anheben.
- Die Fußsohle nach außen, die Fußspitze nach vorne ausrichten.
- Den Oberkörper zum Bein drehen und das Bein strecken.
- Die Arme über dem Kopf anheben.
- Die Position mehrere Sekunden halten. Die Fußaußenkante zieht nach oben.
- Das Bein langsam absetzen. Seitenwechsel.

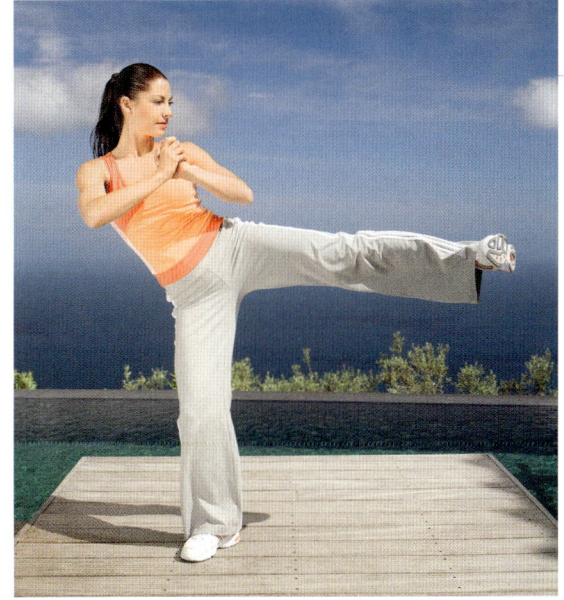

▸▸ FOCUS

Das Knie seitlich nach oben ziehen. Das Standbein immer gebeugt halten. Den Oberkörper zum oberen Bein drehen.
Die Bauchmuskeln anspannen.

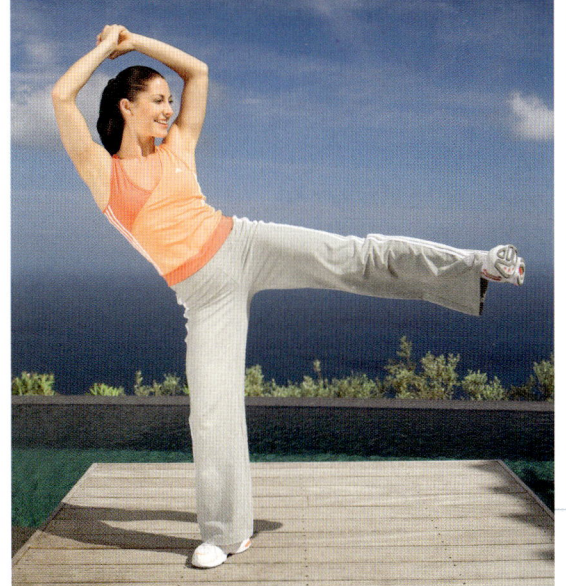

bauch

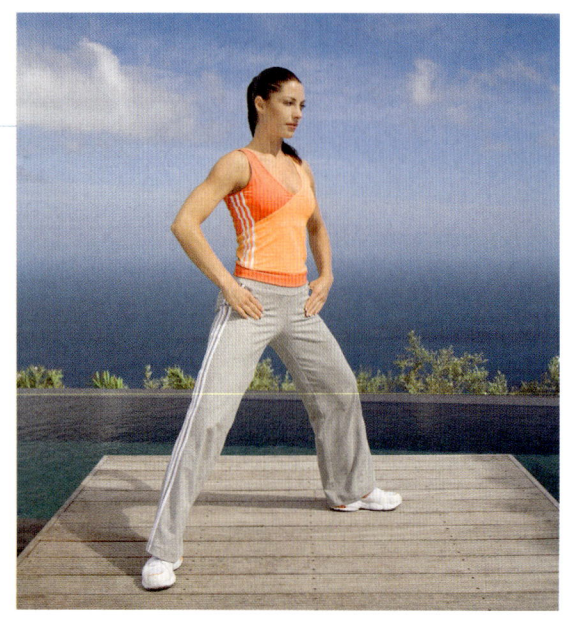

FLYINGS
Kräftigung der Rückenmuskulatur.

VORBEREITUNG
- Grätschstand. Die Beine zur Grätsche öffnen, die Fußspitzen zeigen leicht nach außen.
- Den Rücken strecken.
- Die Knie beugen.

AUSFÜHRUNG
- Die Schultern nach hinten unten ziehen, die Wirbelsäule strecken.
- Den Oberkörper nach vorne neigen.
- Den Nacken strecken. Der Kopf befindet sich in Verlängerung der Wirbelsäule.
- Die Arme über den Kopf strecken. Die Daumen zeigen nach oben.
- Arme, Kopf und gerader Oberkörper bilden eine Linie. Kurz halten.
- Die Arme vorne nach unten führen, dabei den Oberkörper aufrichten.
- Mehrmals wiederholen.
- Dann die Position halten. Die Daumen noch etwas weiter nach oben führen und die Arme in die Länge ziehen

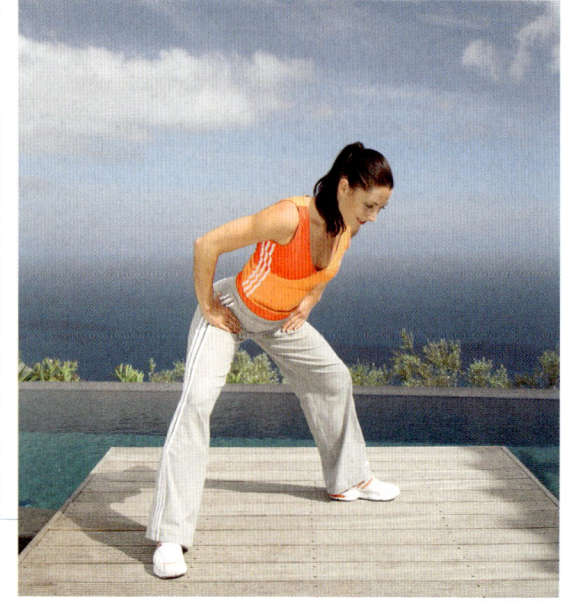

›› FOCUS
Die Wirbelsäule gestreckt halten. Den Nacken strecken und die Schultern nach unten ziehen. Gleichmäßig weiteratmen.

übungen

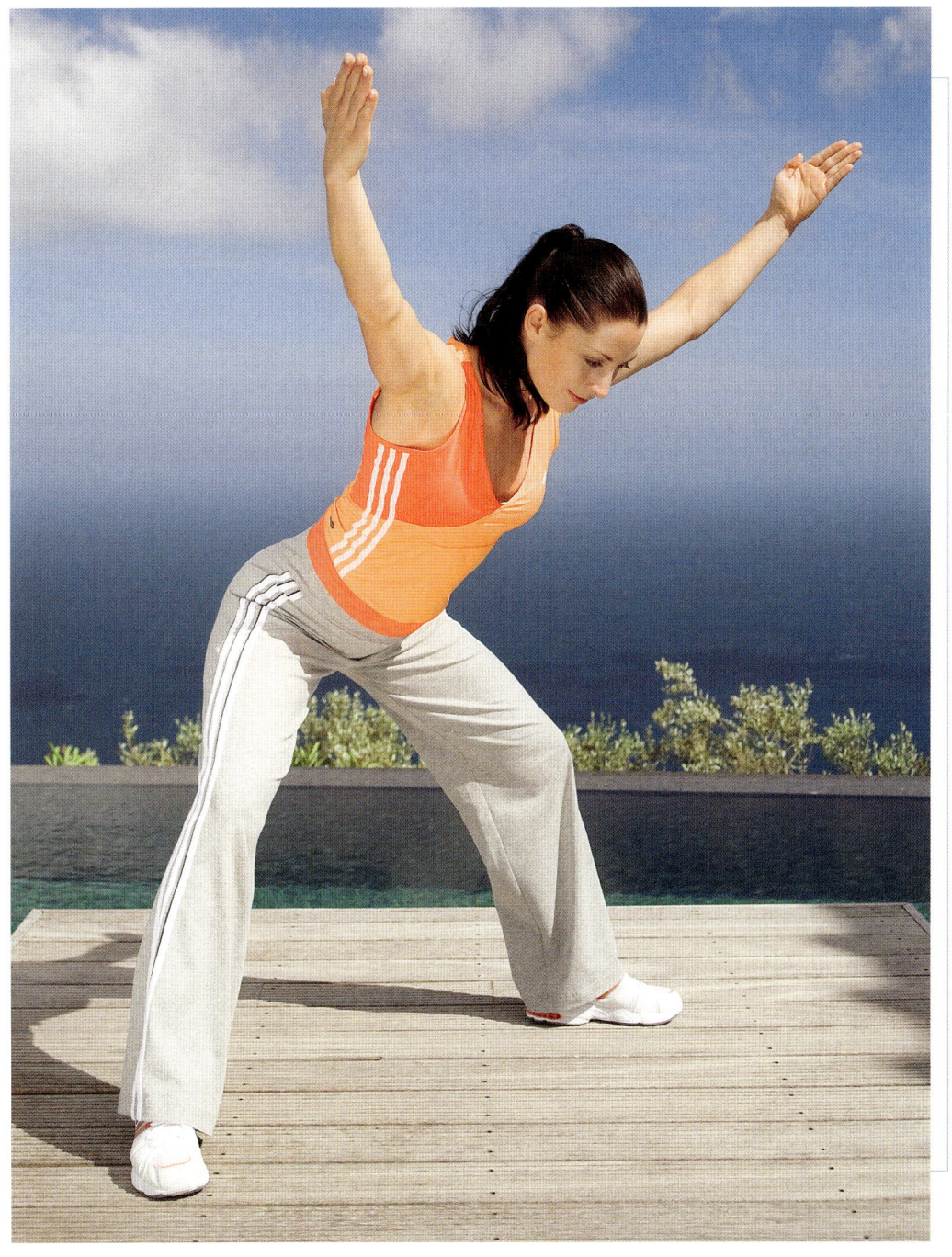

bauch

FLOOR PUSH
Kräftigung der Bauchmuskulatur.

VORBEREITUNG
- Vierfüßlerstand. Die Hände setzen unter den Schultern auf, die Kniegelenke befinden sich exakt unter den Hüftgelenken.
- Wirbelsäule und Nacken strecken.
- Der Kopf befindet sich in Verlängerung der Wirbelsäule.

AUSFÜHRUNG – LEVEL 1
- Den Oberkörper aus der Schulter herausdrücken.
- Die Bauchmuskeln anspannen.
- Die Ellenbogen leicht beugen.
- Hände und Knie in den Boden drücken und zueinander ziehen.
- Die Anspannung der Bauchmuskeln intensivieren und mehrere Sekunden halten. Gleichmäßig atmen.
- 3-mal wiederholen.

AUSFÜHRUNG – LEVEL 2
- Aus der Endposition Level 1 die Knie vom Boden abheben.
- Die Fußspitzen heranziehen und die Fersen herausdrücken. Die Fußballen befinden sich am Boden.
- Knie und Stirn zueinander ziehen.
- Das Gesäß befindet sich in einer Linie mit den Schultern. Mehrere Sekunden halten.
- 3-mal wiederholen.

AUSFÜHRUNG – LEVEL 3
- Die Fußrücken liegen nun flach auf dem Boden. Eine Matte oder eine Handtuchrolle unter die Fußrücken gelegt, lindert das manchmal schmerzhafte Druckgefühl.
- Knie und Hände in den Boden drücken und zueinander ziehen.
- Die Knie vom Boden abheben. Mehrere Sekunden halten.
- 3-mal wiederholen.

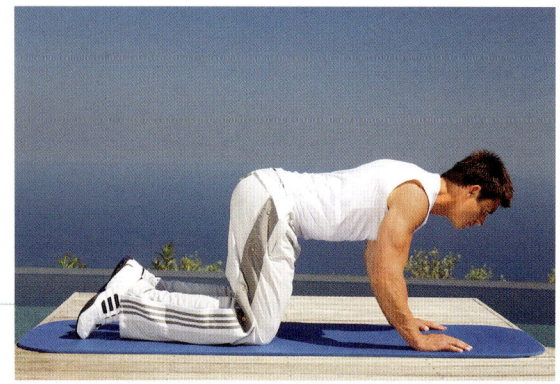

>> FOCUS
Mit den Zehen den Boden wegdrücken.
Die Ferse und die vordere Hand bilden eine Kraftlinie.

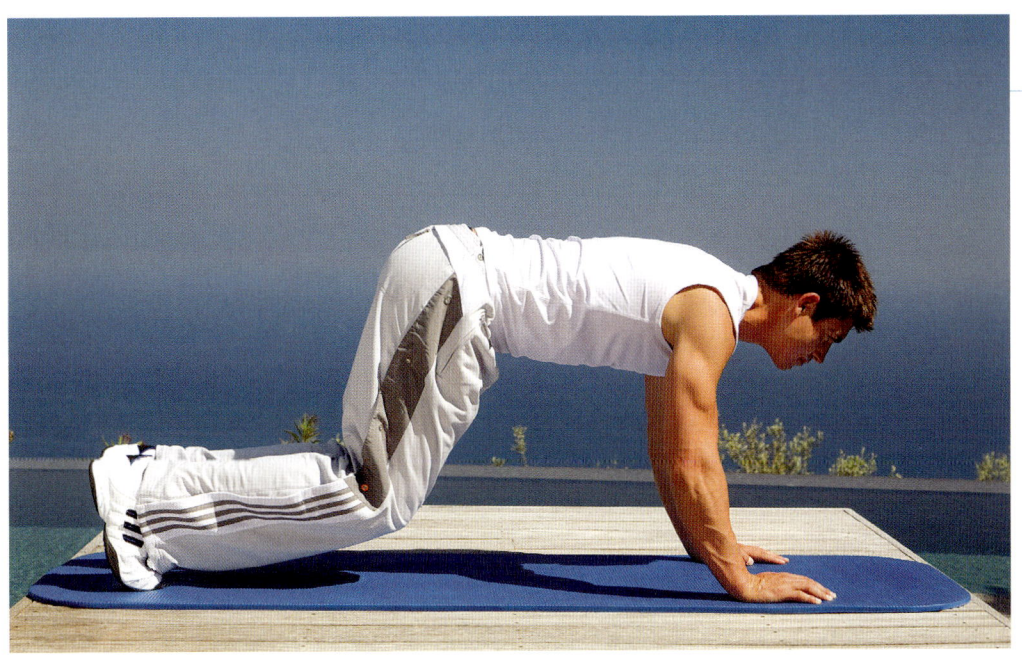

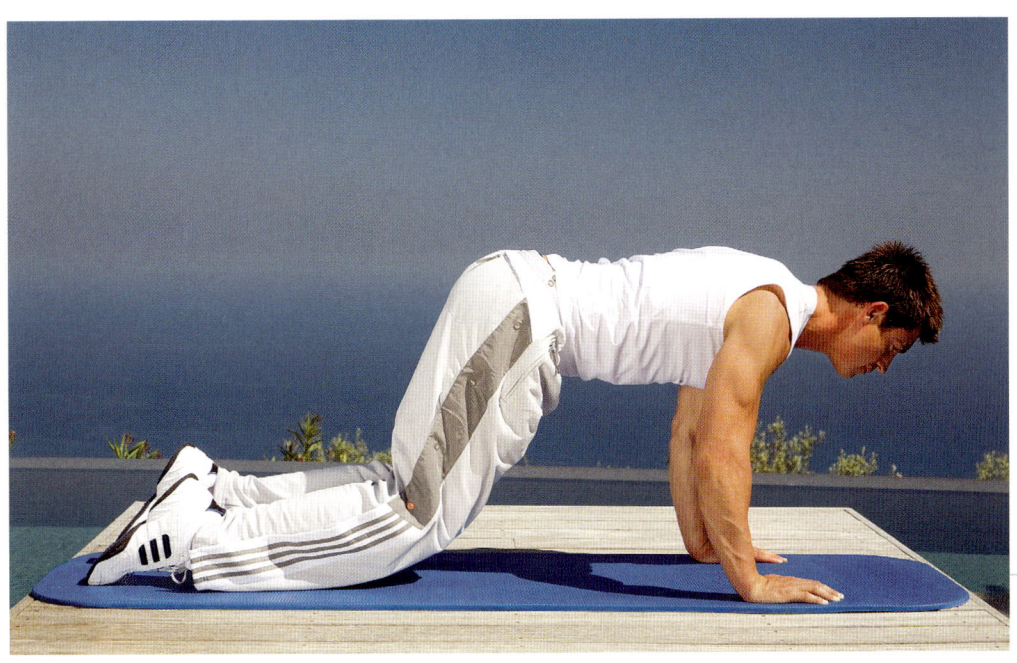

DIAGONAL BACK LIFT

Kräftigung des Rückens.
Schulung der Überkreuzkoordination.

 FOCUS

Die vordere Schulter des gestreckten Arms tief ziehen, der Nacken bleibt entspannt. Gleichmäßige Bewegungen ausführen.

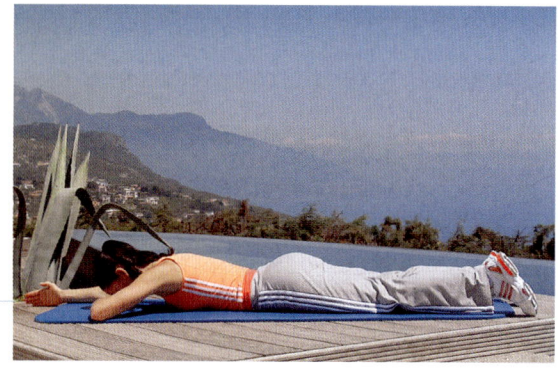

VORBEREITUNG

- Bauchlage. Den rechten Arm nach vorne strecken. Der Daumen zeigt nach oben.
- Die Stirn auf dem linken Handrücken ablegen.
- Gesäß anspannen und Schambein in den Boden drücken.

AUSFÜHRUNG – LEVEL 1

- Rechten Arm und linkes Bein gestreckt vom Boden anheben.
- Arm und Bein heben und senken – nicht ablegen!
- 16-mal wiederholen.
- Dann die Position 15 – 20 Sekunden halten. Seitenwechsel.

AUSFÜHRUNG – LEVEL 2

- Wie Level 1.
- Oberkörper und Stirn ebenfalls anheben und senken – nicht ablegen!
- 16-mal wiederholen.
- Dann die Position 15 – 20 Sekunden halten. Seitenwechsel.

übungen

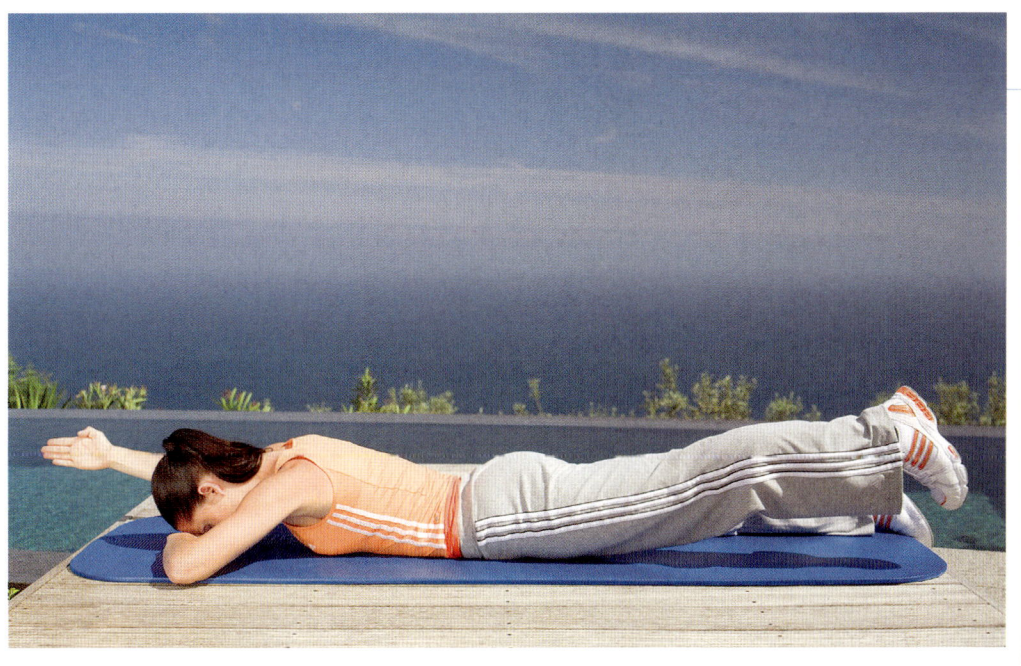

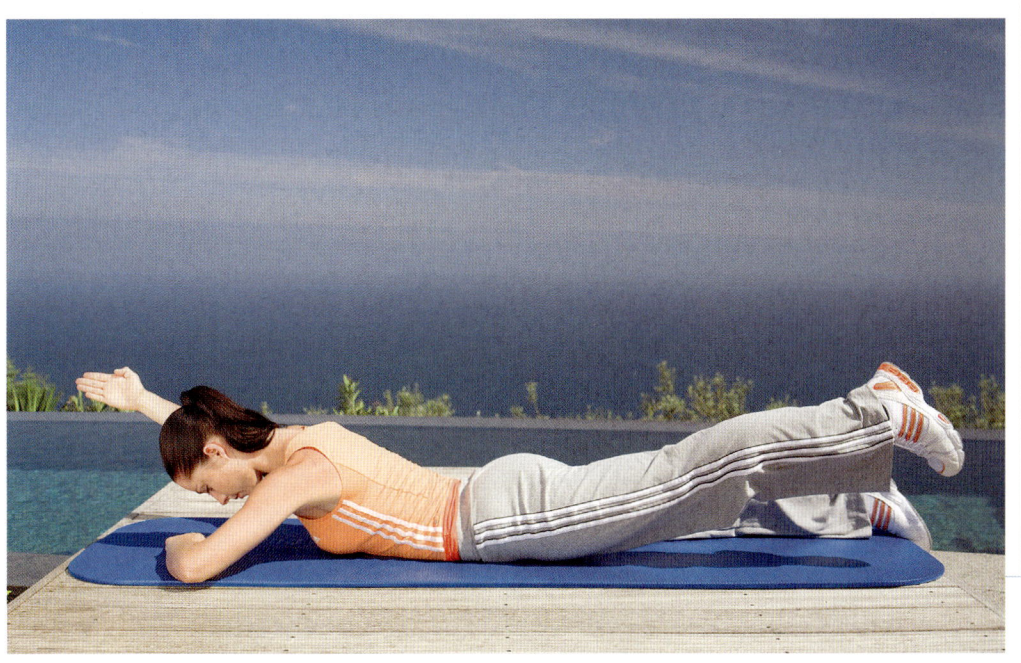

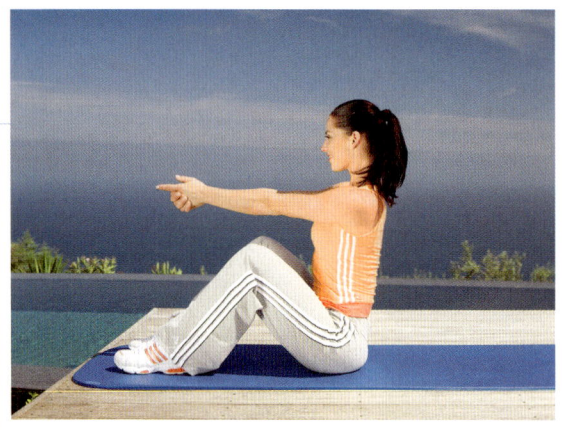

ROLL UP / ROLL DOWN

Kräftigung der Bauchmuskulatur.
Mobilisation der Wirbelsäule.

VORBEREITUNG

- Sitzposition. Knie beugen und Rücken strecken. Die Schultern nach hinten unten ziehen.
- Die Hände ineinander verschränken, Daumen und Zeigefinger sind gestreckt. Die Handwurzeln liegen aufeinander.
- Die Arme vor der Brust nach vorne strecken.

AUSFÜHRUNG – LEVEL 1

- Den Oberkörper über den Oberschenkeln ablegen.
- Dann den Oberkörper Wirbel für Wirbel aufrichten, nach hinten abrollen und auf dem Boden ablegen.
- Arme auf den Bauch oder neben den Körper legen. Kurze Pause.
- Die Hände wieder ineinander verschränken und nach vorne strecken.
- Den Oberkörper mit rundem Rücken Wirbel für Wirbel aufrollen.
- 4-mal wiederholen.

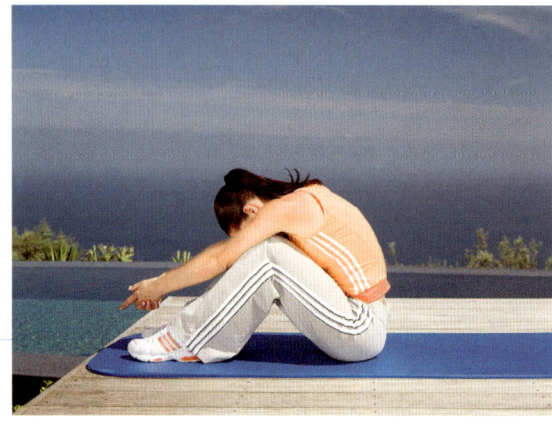

übungen

TIPP

Zur Unterstützung der Bewegung
eine Kniekehle fassen.

AUSFÜHRUNG – LEVEL 2

- Wie Level 1.
- Den Oberkörper nach hinten abrollen und die Schultern über dem
  Boden halten. Nicht ablegen!
- Die Hände nach vorne strecken,
  den Oberkörper Wirbel für Wirbel
  aufrichten und auf den Oberschenkeln abrollen.
- 4-mal wiederholen.

AUSFÜHRUNG – LEVEL 3

- Wie Level 1.
- Den Oberkörper nach hinten rollen
  und die Schultern über dem Boden
  halten. Nicht ablegen!
- Ein Fuß bleibt am Boden aufgestellt, das andere Bein nach vorne
  ausstrecken. Die Position 10 – 15
  Sekunden halten.
- Die Füße aufstellen.
- Den Oberkörper Wirbel für Wirbel
  aufrichten und auf den Oberschenkeln abrollen.
- Seitenwechsel. 2-mal wiederholen.

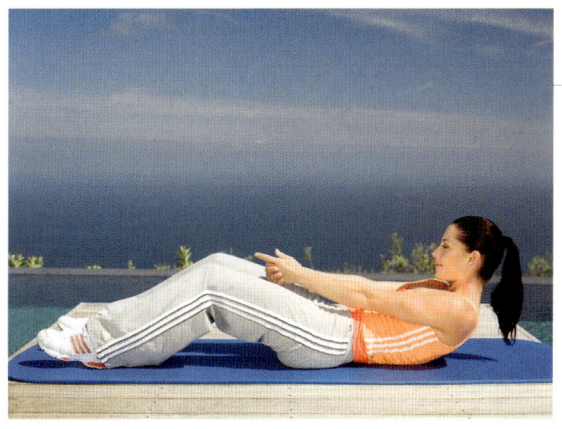

>> FOCUS

Die Bauchmuskeln sind angespannt,
der Rücken ist entspannt.
Die Bewegung erfolgt ruhig und
gleichmäßig.
Ruhig atmen.

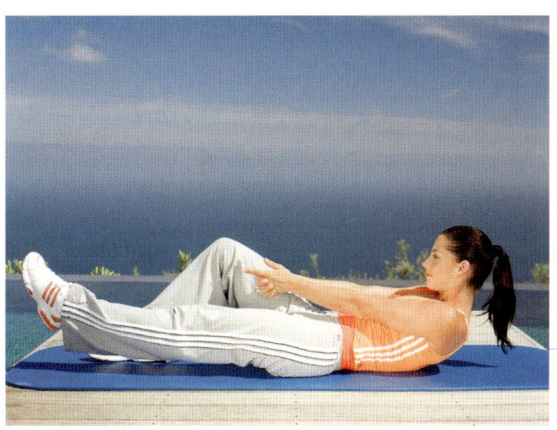

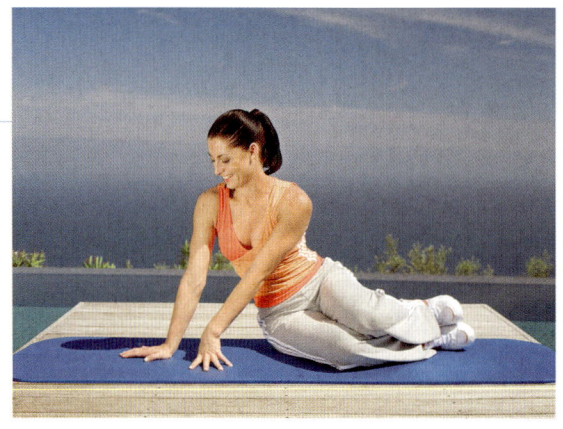

WAIST CRUNCH

Kräftigung der seitlichen, schrägen
Bauchmuskulatur. Ganzkörperübung.

 FOCUS

Oberkörper und Beine immer auf einer
Linie halten.
Die Schultern bleiben stabil, bewegen
sich nicht.

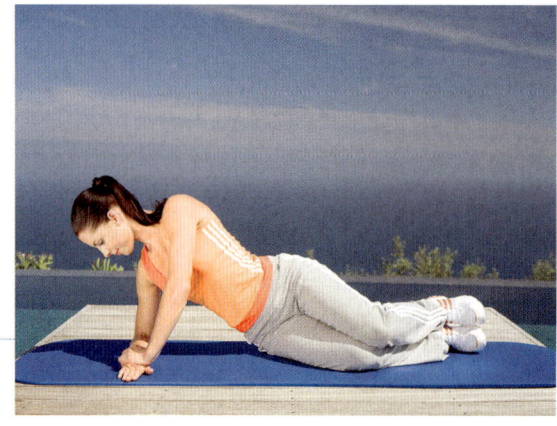

VORBEREITUNG

- Aus dem Sitzen seitlich auf dem
  rechten Ellenbogen abstützen. Das
  Schultergelenk befindet sich direkt
  über dem Ellenbogen.
- Das Handgelenk der rechten Hand
  mit der linken fassen.
- Aus der Schulter heraus den Oberkörper nach oben drücken.
- Die Hüfte anheben. Oberkörper
  und Oberschenkel befinden sich
  auf einer Linie, der Kopf in Verlängerung der Wirbelsäule.
- Das Becken nach vorne aufrichten.

AUSFÜHRUNG – LEVEL 1

- Die Hüfte anheben und wieder in
  die Ausgangsposition senken.
  Oberkörper und Oberschenkel
  befinden sich auf einer Linie.
- 8-mal wiederholen. Die Position
  mehrere Sekunden halten.
  Seitenwechsel.

AUSFÜHRUNG – LEVEL 2

- Beide Knie strecken. Das Gewicht
  ruht auf der Fußaußenkante.
- Die Hüfte anheben und wieder in
  die Ausgangsposition senken.
  Oberkörper und Oberschenkel
  befinden sich auf einer Linie.
- 8-mal wiederholen. Die Position
  mehrere Sekunden halten.
  Seitenwechsel.

übungen

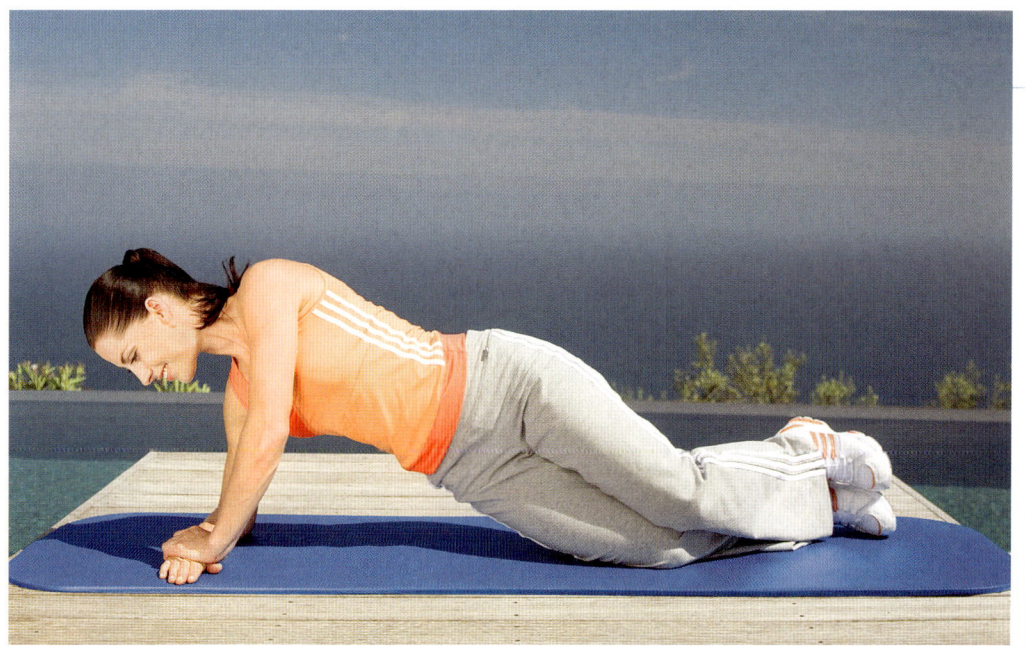

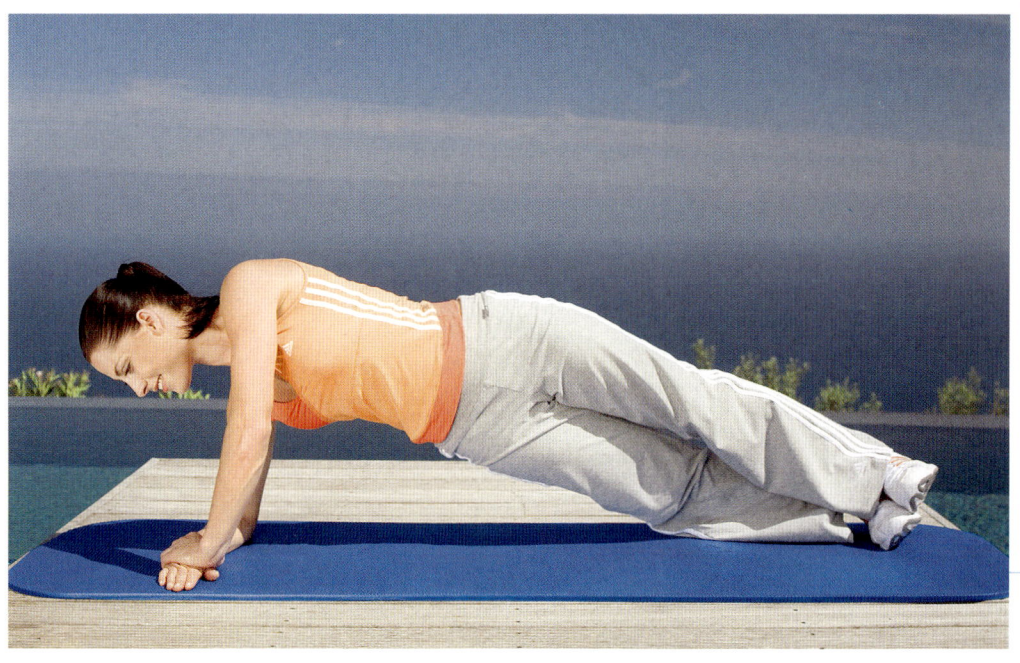

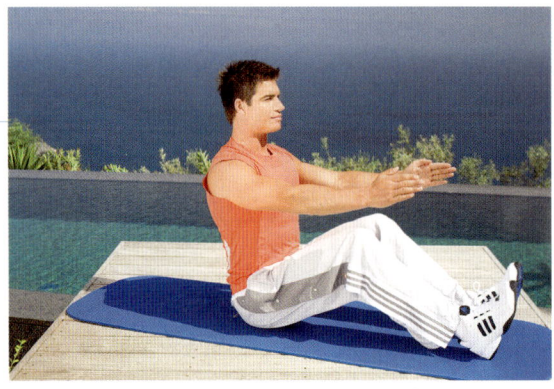

- Sitzposition. Knie beugen und Füße auf die Fersen aufstellen.
- Rücken strecken und Schultern nach hinten unten ziehen.
- Den Oberkörper gestreckt nach hinten neigen (ca. 45 Grad), bis die Fingerspitzen die Kniekehlen erreichen. Die Arme sind gestreckt.
- Die Bauchmuskeln anspannen.
- Die Arme auf Schulterhöhe zur Seite strecken.
- Die Daumen zeigen nach oben.

ROTATIONS

Rumpfstabilisation. Kräftigung der seitlichen und schrägen Bauchmuskeln.

 FOCUS

Die Wirbelsäule auch in der Drehung gestreckt halten. Das Brustbein heben. Den Oberkörper gerade nach hinten neigen. Die Hüfte bleibt stabil, dreht sich nicht mit. Die Bauchmuskeln durchgehend anspannen.

AUSFÜHRUNG

- Die rechte Hand zum linken Arm führen. Die Bewegung erfolgt aus der Brustwirbelsäule.
- Der Blick folgt der Hand.
- Eine Hand zieht zur anderen.
- Die Hände aufeinanderlegen. Position kurz halten.
- Zurück in die Ausgangsposition. Wirbelsäule aufrichten und die Arme auf Schulterhöhe zur Seite strecken.
- Seitenwechsel.
- In der Drehung ausatmen und in der Ausgangsposition einatmen.
- 4-mal auf jeder Seite wiederholen.

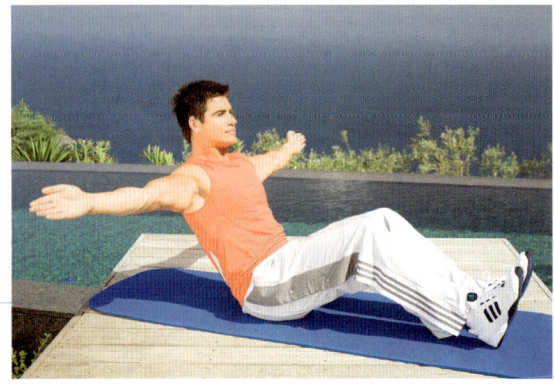

übungen

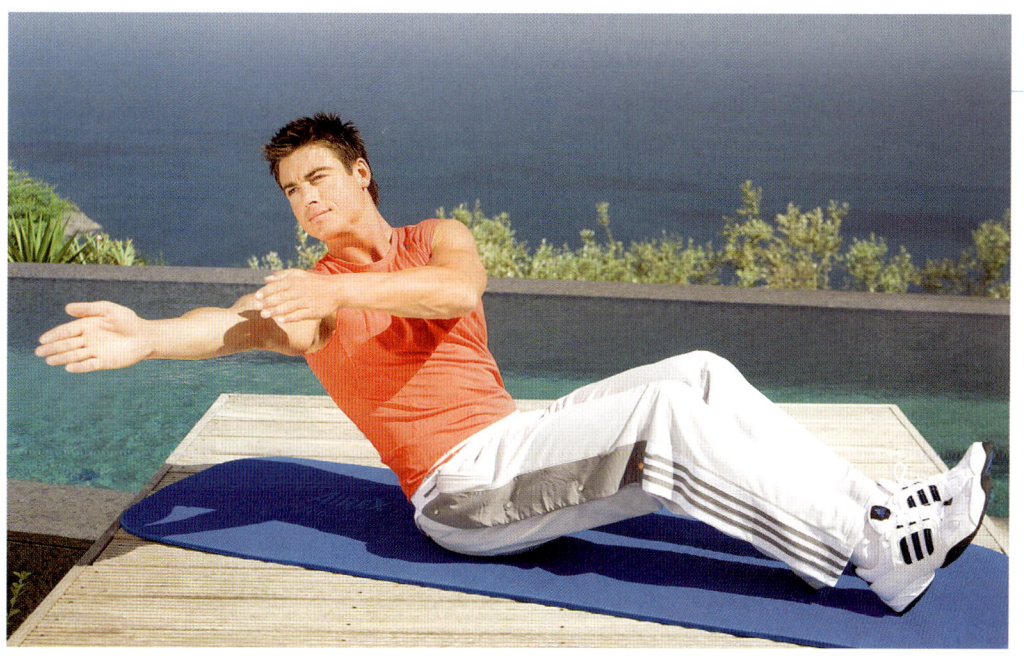

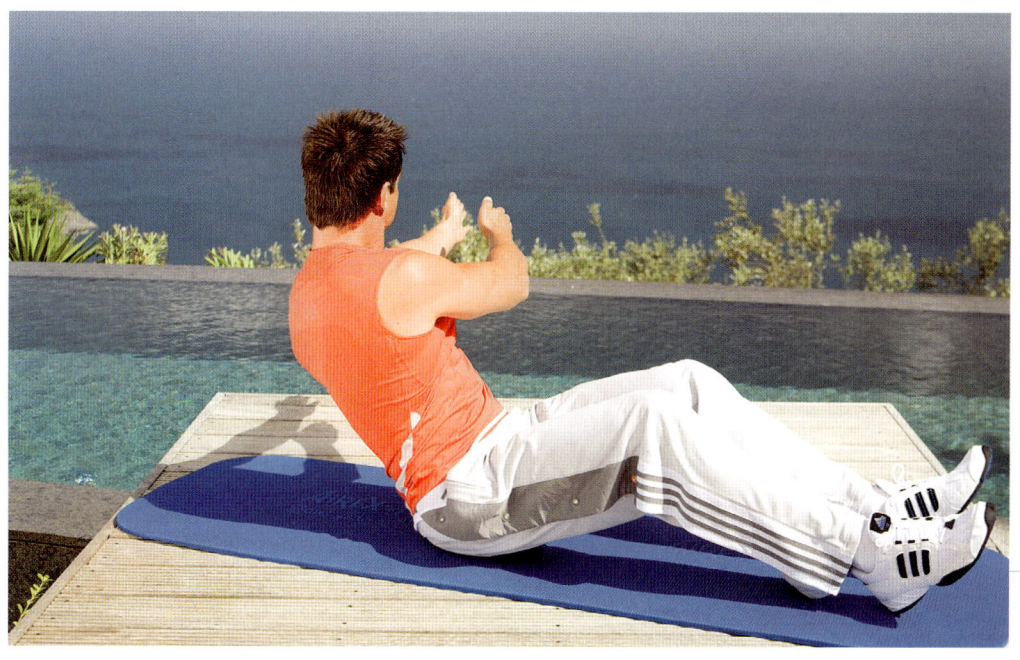

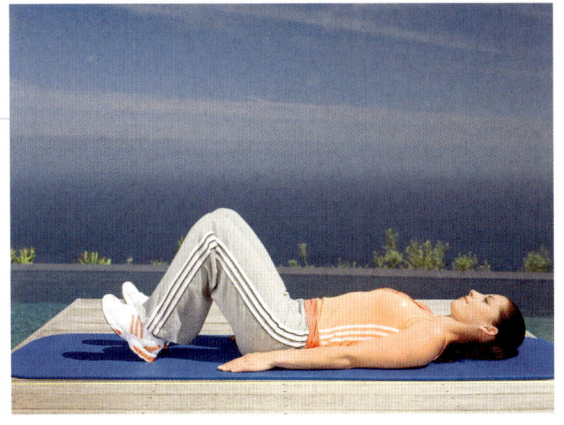

AUSFÜHRUNG – LEVEL 1

- Die Hände neben dem Körper nach vorne schieben, dabei Kopf und Schultern anheben.
- Kopf und Schultern senken – nicht ablegen!
- Die Bauchmuskeln anspannen.
- Den Nacken lang strecken.
- Beim Anheben von Kopf und Schultern ausatmen.
- Die Bauchmuskeln anspannen.
- 4-mal wiederholen.

RHYTHMUSWECHSEL

Die Endposition halten und die Hände 3-mal kurz nach vorne schieben. Kopf und Schultern senken. Das Ganze 4-mal wiederholen.

PUSH CRUNCH

Kräftigung der geraden Bauchmuskulatur.

VORBEREITUNG

- Rückenlage. Die Füße aufstellen, die Fersen in den Boden drücken und zum Körper heranziehen.
- Die Bauchdecke nach innen ziehen.
- Die Arme liegen neben dem Körper.

AUSFÜHRUNG – LEVEL 2

- Die Beine im rechten Winkel anheben.
- Die Hände neben dem Körper nach vorne schieben, dabei Kopf und Schultern anheben.
- Kopf und Schultern senken – nicht ablegen!
- Die Bauchmuskeln anspannen.
- Den Nacken lang strecken.
- Beim Anheben von Kopf und Schultern ausatmen.
- Die Bauchmuskeln anspannen.
- 4-mal wiederholen.

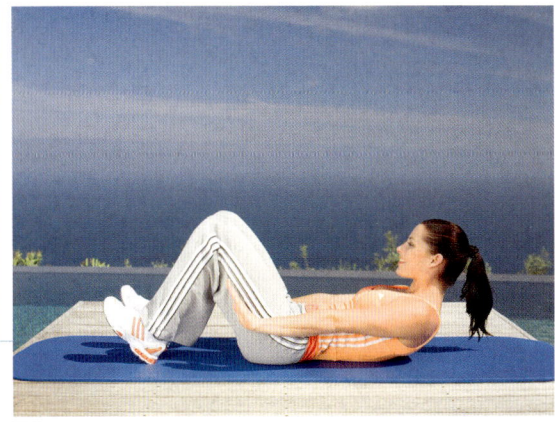

übungen

RHYTHMUSWECHSEL

Die Endposition halten und die Hände
3-mal kurz nach vorne schieben.
Kopf und Schultern senken. Das
Ganze 4-mal wiederholen.

AUSFÜHRUNG – LEVEL 3

- Die Beine im rechten Winkel
  anheben.
- Die Hände neben dem Körper
  nach vorne schieben.
- Kopf und Schultern anheben und
  ein Bein nach oben strecken. Das
  andere bleibt angewinkelt.
- Das gestreckte Bein wieder an-
  winkeln, dabei Kopf und Schultern
  senken – nicht ablegen!
- Mit dem anderen Bein wiederholen.
- Die Bauchmuskeln anspannen.
- Den Nacken lang lassen.
- Beim Anheben von Kopf und
  Schultern ausatmen.
- 8-mal wiederholen.

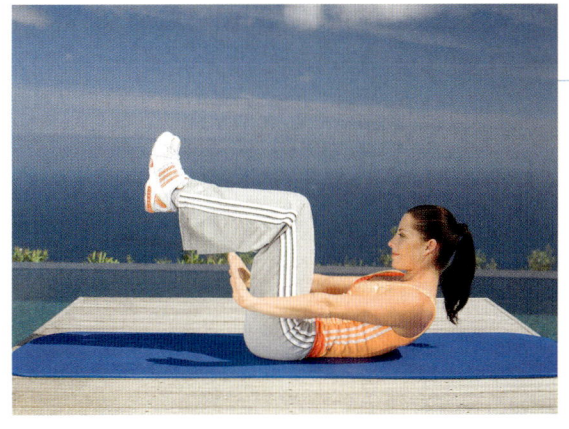

>> FOCUS

Die Bauchmuskeln sind durchgehend
angespannt.
Gleichmäßig atmen. Bei der Ausatmung
den Bauch bewusst anspannen.
Das Kinn beim Crunch nicht zum Brustbein ziehen. Halswirbelsäule fest und
stabil halten.

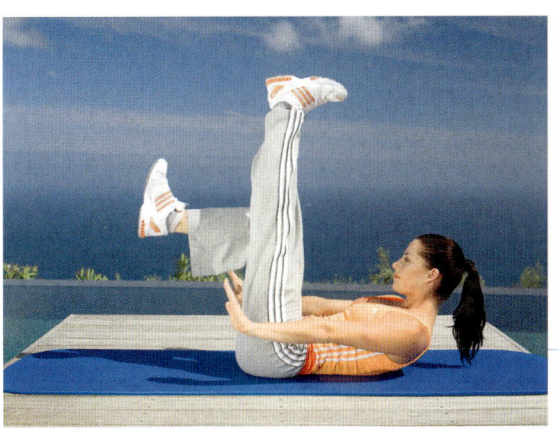

bauch

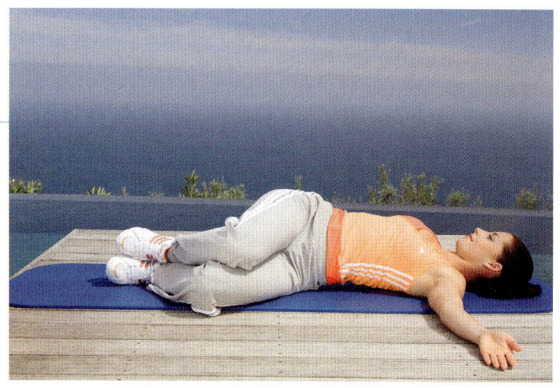

BAUCH TWIST

Kräftigung der seitlichen, schrägen Bauchmuskulatur.

VORBEREITUNG

- Rückenlage. Die Füße aufstellen, die Knie nach links zur Seite fallen lassen.
- Den oberen Fuß auf den unteren aufsetzen, das obere Knie zeigt zur Decke.

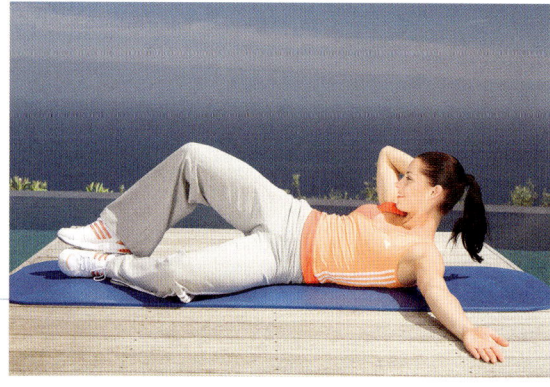

AUSFÜHRUNG – LEVEL 1

- Die Hände an den Hinterkopf legen, die Daumen an die Schläfen. Den linken Arm am Boden ablegen.
- Schultern und Kopf vom Boden anheben. Der Blick geht zum oberen Knie.
- Den Oberkörper zum Knie anheben und dann senken, ohne die Schultern abzulegen.
- Das Brustbein zum oberen Knie ausrichten. Den Nacken lang lassen.
- Beim Anheben von Kopf und Schultern ausatmen.
- 8-mal wiederholen. Rhythmuswechsel und dann Seitenwechsel.

RHYTHMUSWECHSEL

Die Endposition halten und den Oberkörper 3-mal kurz anheben und senken. Das Ganze 4-mal wiederholen.

AUSFÜHRUNG – LEVEL 2

- Eine Hand an den Hinterkopf legen.
- Den anderen Arm am Boden vor dem Körper strecken.
- Der Blick geht zum oberen Knie.
- Oberkörper zum Knie anheben und oberes Bein anheben.
- Oberkörper und Bein absenken – nicht aufsetzen oder ablegen!

übungen

- Das Brustbein zum oberen Knie ausrichten. Den Nacken lang lassen.
- Beim Anheben von Kopf und Schultern ausatmen.
- 8-mal wiederholen. Rhythmuswechsel und dann Seitenwechsel.

RHYTHMUSWECHSEL

Die Endposition halten und den Oberkörper 3-mal kurz anheben und senken. Das Ganze 4-mal wiederholen.

AUSFÜHRUNG – LEVEL 3

- Eine Hand an den Hinterkopf legen.
- Den anderen Arm am Boden vor dem Körper strecken.
- Der Blick geht zum oberen Knie.
- Beide Beine zusammen und den Oberkörper gleichzeitig anheben.
- Oberkörper und Beine absenken – nicht aufsetzen oder ablegen!
- Das Brustbein zum oberen Knie ausrichten.
- Den Nacken lang lassen.
- Beim Anheben von Kopf und Schultern ausatmen.
- Seitenwechsel. 8 Wiederholungen.

STATISCH HALTEN

Die Endposition mehrere Sekunden halten. 4-mal wiederholen.

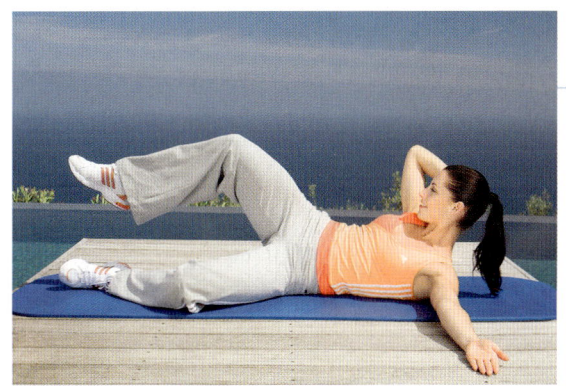

›› FOCUS

Die Bauchmuskeln sind dauerhaft angespannt.
Eine Gesäßhälfte ist vom Boden gelöst.
Den Oberkörper so dagegen drehen, dass die Spannung in der Taille zu spüren ist.
Nicht über die Schulter rollen, sondern mit der Bauchmuskulatur arbeiten.

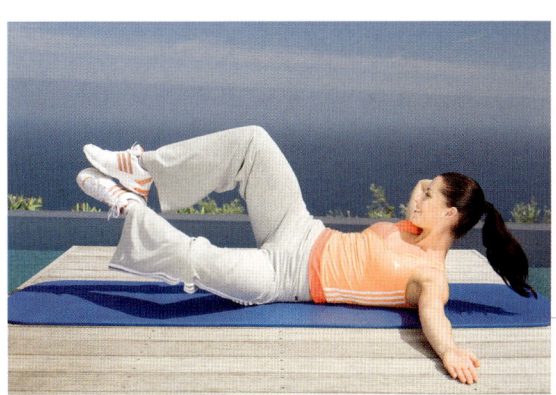

LATERAL CRUNCH

Kräftigung der seitlichen, schrägen
Bauchmuskulatur.

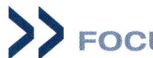 **FOCUS**

Das Becken aufrecht im rechten Winkel
zum Boden halten.
Der untere Arm hilft das Gleichgewicht
zu halten.

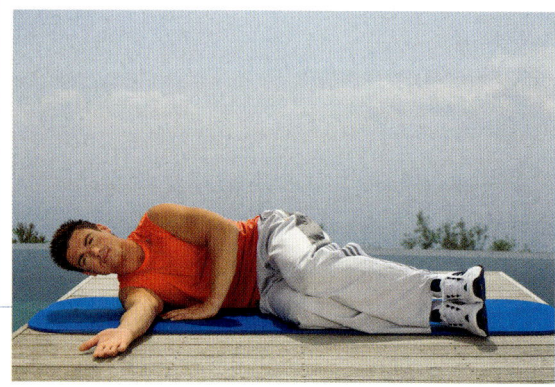

VORBEREITUNG

• Seitlage. Die Beine anwinkeln.
• Das obere Bein in Verlängerung
  zum Oberkörper strecken. Zehenspitzen anziehen und die Fußsohle
  nach unten wegschieben.
• Die obere Hand an den Hinterkopf
  legen, den Daumen an die Schläfe.
• Den unteren Arm am Boden nach
  vorne strecken, die Handfläche
  zeigt nach oben.

AUSFÜHRUNG

• Oberkörper und gestrecktes Bein
  gleichzeitig anheben und senken.
  Oberkörper und Bein auf eine Linie
  bringen.
• Das Bein nur wenige Zentimeter
  anheben, mehr mit dem Oberkörper
  arbeiten. Das Becken aufrecht im
  rechten Winkel zum Boden halten.
• Der Kopf befindet sich in Verlängerung zur Wirbelsäule.
• 8-mal wiederholen. Dann 4-mal im
  halben Tempo. Anschließend die
  Endposition mehrere Sekunden
  halten.
• Seitenwechsel.

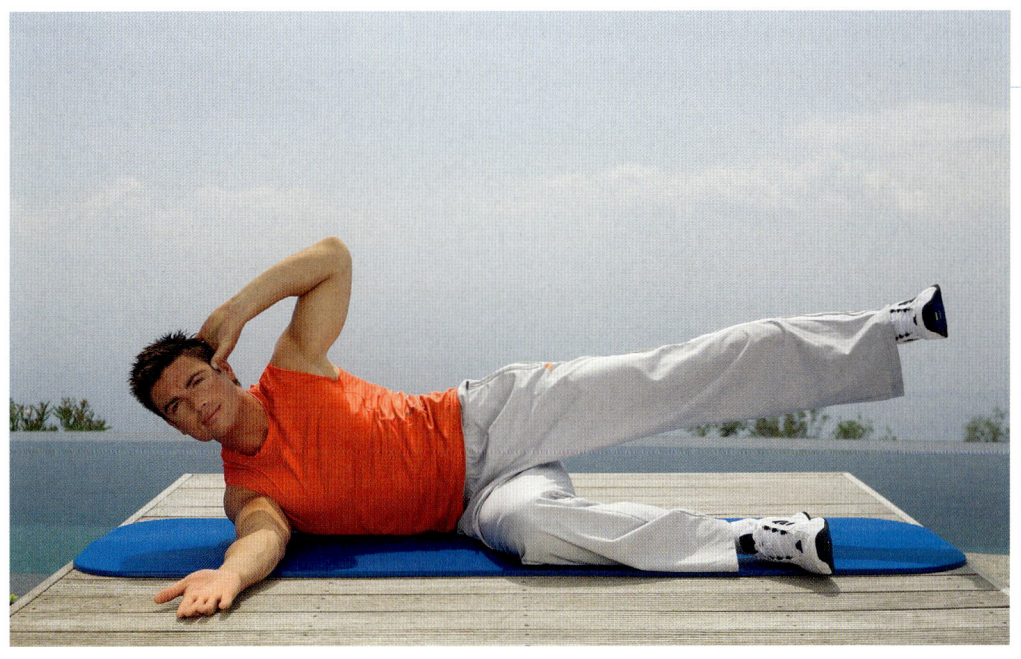

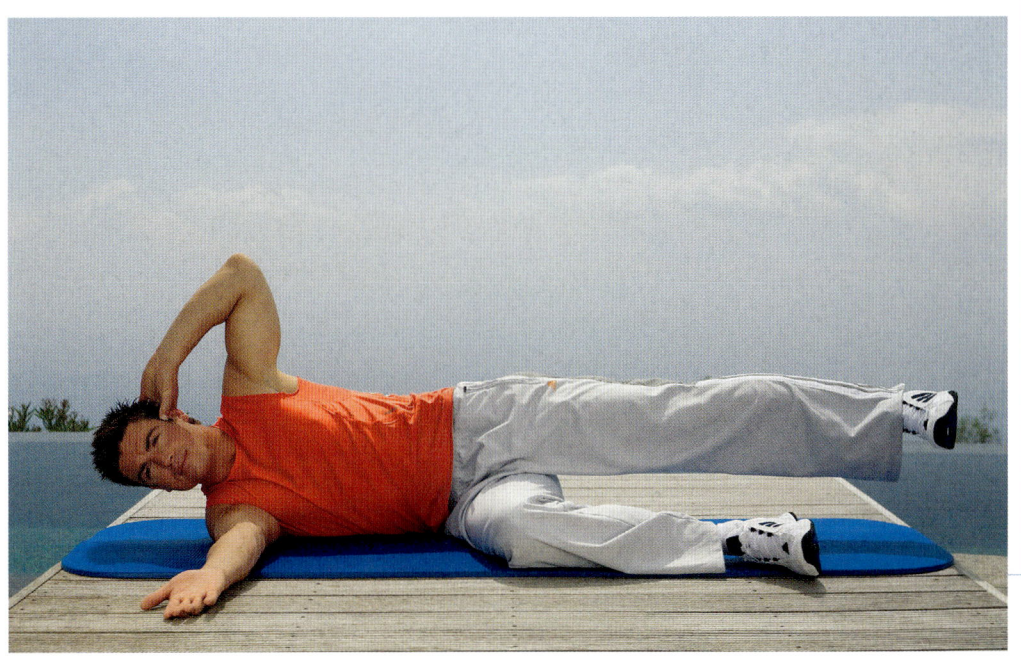

ELLENBOGENSTÜTZ

Bauch-, Rücken- und Rumpfstabilisation.

VORBEREITUNG

- Vierfüßlerstand. Die Ellenbogen weit vor dem Körper auf dem Boden aufsetzen.
- Die Hände ineinander verschränken, die Handwurzeln liegen aufeinander.
- Die Schultergelenke über die Ellenbogengelenke bringen.
- Den Oberkörper aus den Schultern herausdrücken.
- Der Kopf befindet sich in Verlängerung zur Wirbelsäule.
- Den Blick zum Boden richten und die Wirbelsäule langziehen.
- Das Brustbein nach vorne oben ziehen.
- Die Bauchmuskeln anspannen.

AUSFÜHRUNG – LEVEL 1

- Mit den Knien nach hinten wandern, bis Spannung im Bauch spürbar ist.
- Diese Position mehrere Sekunden halten.
- 4-mal wiederholen.

AUSFÜHRUNG – LEVEL 2

- Mit den Knien nach hinten wandern, bis Spannung im Bauch spürbar wird.
- Dann beide Beine nach hinten strecken.
- Die Hüfte und der Rücken bilden eine Linie.
- Diese Position mehrere Sekunden halten.
- 4-mal wiederholen.

≫ FOCUS

Die Schultern bleiben direkt über den Ellenbogengelenken. Den Kopf in Verlängerung zur Wirbelsäule halten. Die Atmung fließen lassen.

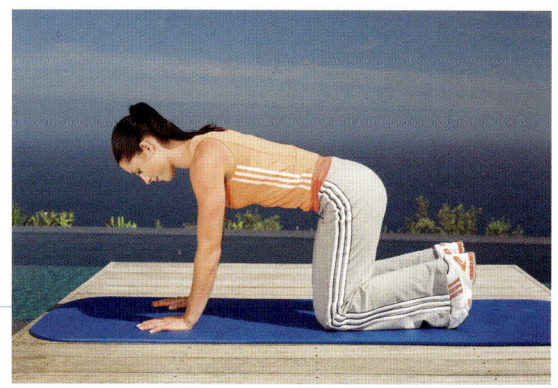

übungen

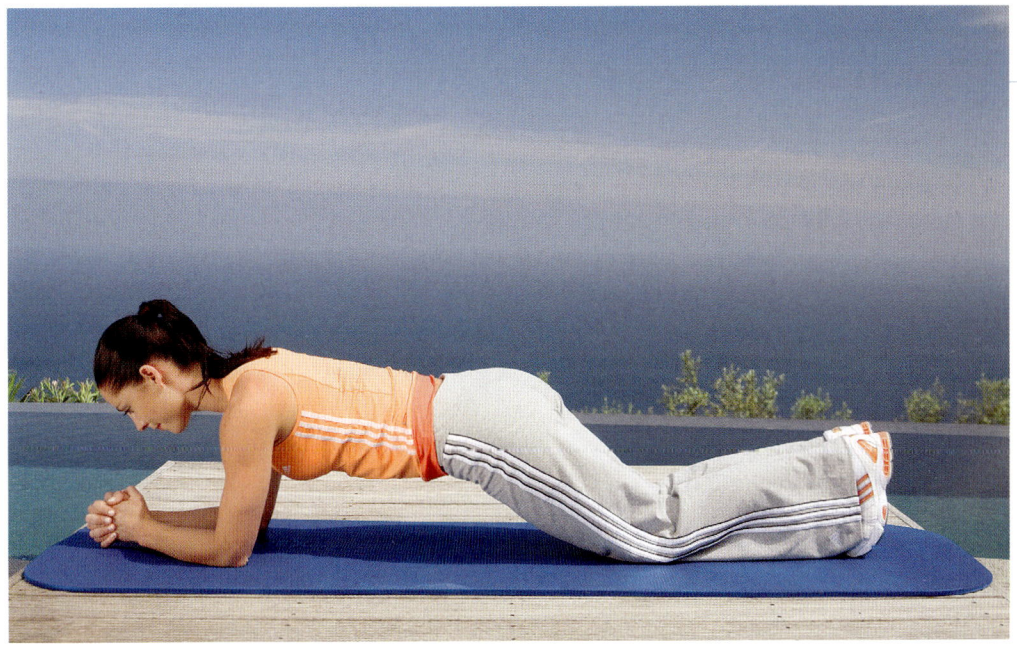

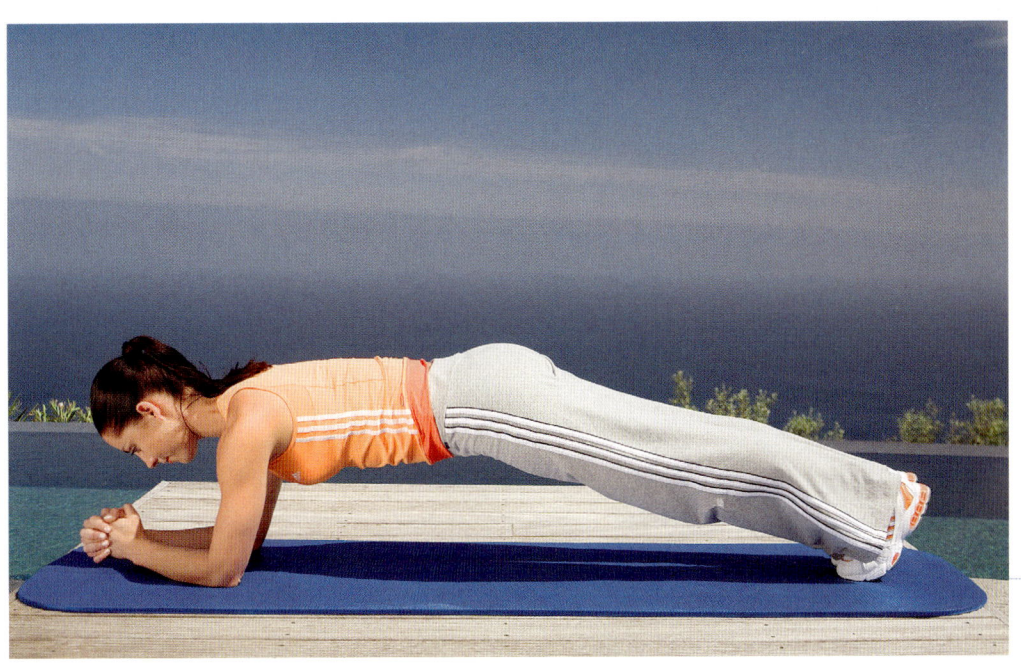

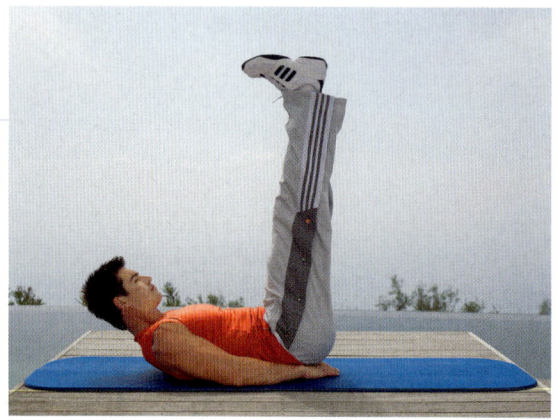

CORE POWER

Kräftigung der Bauchmuskulatur.

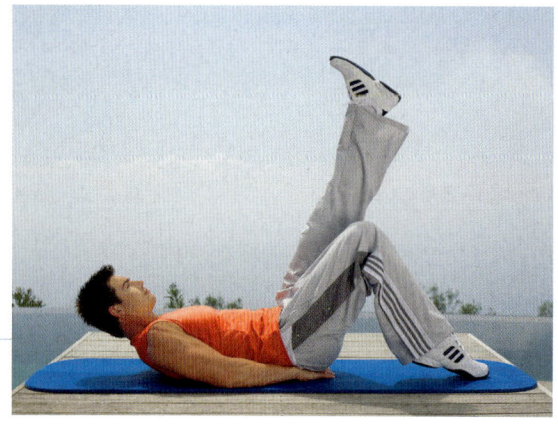

VORBEREITUNG

- Rückenlage. Die Beine senkrecht nach oben strecken.
- Zeigefinger und Daumen beider Hände so zueinander bringen, dass sie sich an den Spitzen berühren und eine Art Dreieck bilden. Die Hände nun so unter den Po schieben, dass das Gesäß auf dem Dreieck zu liegen kommt.
- Die Zehenspitzen anziehen.
- Die Schultern vom Boden lösen.
- Der Blick ist auf die Knie gerichtet.

AUSFÜHRUNG – LEVEL 1

- Ausatmen und mit einer Fußspitze auf den Boden tippen.
- Einatmen, beide Beine strecken. Fußspitzen heranziehen.
- Im Wechsel 8-mal wiederholen.

 FOCUS

Nur die Schultern vom Boden lösen.
Die Hände unter das Gesäß legen.
Ruhig und gleichmäßig atmen.

übungen

AUSFÜHRUNG – LEVEL 2

- Das rechte Bein zum Oberkörper ziehen und das linke gestreckt absenken. Dabei ausatmen.
- Einatmen, beide Beine anheben.
- Im Wechsel 8-mal wiederholen.
- Beine nach oben strecken. Oberkörper ablegen, die Hände in die Kniekehlen legen und die Unterschenkel „fallen" lassen.

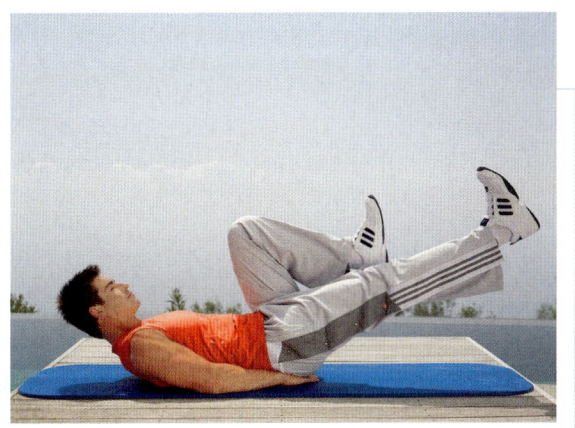

AUSFÜHRUNG – LEVEL 3

- Die nach oben gestreckten Beine langsam bis kurz über den Boden absenken, halten und langsam die Bauchmuskeln anspannen.
- 4-mal wiederholen.
- Beine nach oben strecken. Oberkörper ablegen, die Hände in die Kniekehlen legen und die Unterschenkel „fallen" lassen.

STATISCH HALTEN

- Die nach oben gestreckten Beine absenken.
- Die Bauchmuskeln anspannen.
- Mehrere Sekunden halten.
- Beine nach oben strecken. Oberkörper ablegen, die Hände in die Kniekehlen legen und die Unterschenkel „fallen" lassen.

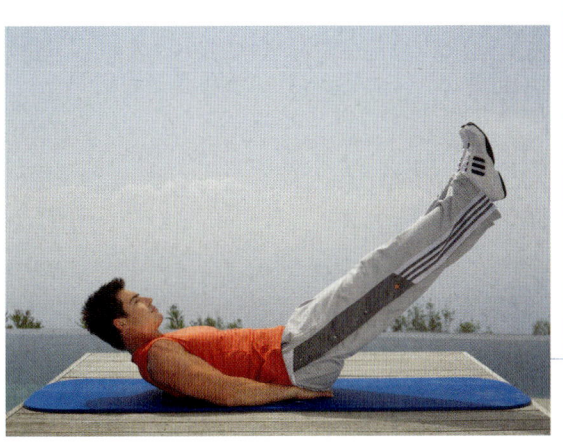

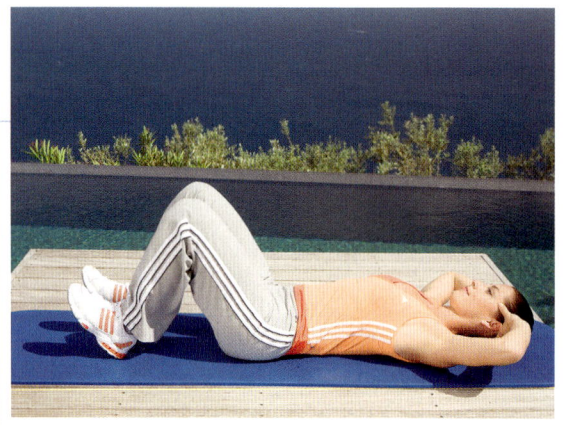

BEETLE
Kräftigung der geraden Bauchmuskulatur.

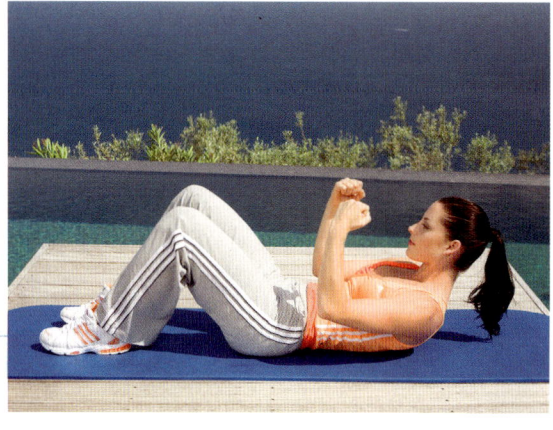

VORBEREITUNG
- Rückenlage. Füße aufstellen, die Fersen in den Boden drücken und zum Körper heranziehen.
- Den Blick über den Knien zur Decke richten.
- Die Hände an den Hinterkopf legen, die Daumen an die Schläfen.

AUSFÜHRUNG – LEVEL 1
- Bauchmuskeln anspannen, Kopf und Schultern vom Boden abheben.
- Die Hände vom Kopf lösen, die Ellenbogen zur Hüfte ziehen und die Wirbelsäule einrollen.
- Bei der Rückbewegung bleiben die Bauchmuskeln angespannt.
- Die Schulterblätter berühren den Boden nicht, der Nacken ist lang.
- Das Ganze 30-mal wiederholen.

AUSFÜHRUNG – LEVEL 2
- Wie Level 1.
- Die Hände vom Kopf lösen, Ellenbogen in Richtung Hüfte ziehen und die Wirbelsäule aufrollen.
- Gleichzeitig beide Beine vom Boden lösen und mit der Rückbewegung wieder absetzen.
- Bei der Rückbewegung bleiben die Bauchmuskeln angespannt.
- Die Schulterblätter berühren den Boden nicht, der Nacken ist lang.
- Das Ganze 30-mal wiederholen.

übungen

AUSFÜHRUNG – LEVEL 3

- Wie Level 2.
- Die Hände vom Kopf lösen, die Ellenbogen Richtung Hüfte ziehen, die Wirbelsäule einrollen und beide Beine anheben.
- Beim Absenken Arme und Beine strecken.
- Bei der Rückbewegung bleiben die Bauchmuskeln angespannt.
- Schulterblätter und Beine berühren den Boden nicht, der Nacken ist lang.
- Das Ganze 30-mal wiederholen.

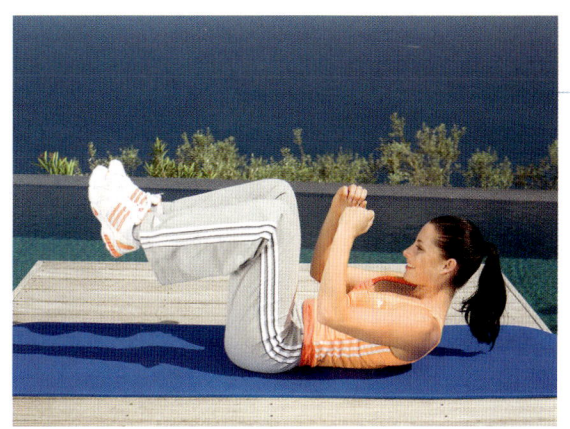

>> FOCUS

Beim Anheben ausatmen, beim Absenken und Strecken einatmen.
Level 3 nur dann ausführen, wenn die Bauchmuskulatur schon kräftig genug ist! Ist sie zu schwach, besteht während der Rückbewegung die Gefahr, ins Hohlkreuz zu fallen.

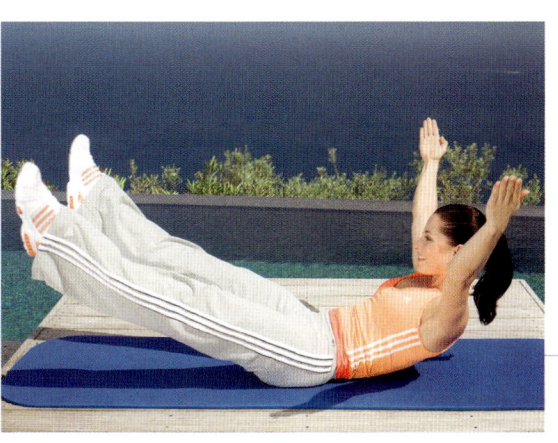

SIDE CRUNCHES
Seitliche, schräge Bauchmuskulatur.

VORBEREITUNG
- Stützposition auf Ellenbogen. Die Hände ineinander verschränken, die Handwurzeln berühren sich.
- Den Blick zum Boden richten.
- Die Wirbelsäule lang, das Brustbein nach vorne oben ziehen.
- Die Bauchmuskeln anspannen.

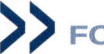 **FOCUS**

Ausatmen, wenn das Knie nach vorne geht.
Die Schultern bleiben auch in der Bewegung direkt über den Ellenbogengelenken.
Den Kopf in Verlängerung zur Wirbelsäule halten.

AUSFÜHRUNG – LEVEL 1
- Stützposition mit aufgestellten Knien. Mit den Knien nach hinten wandern, bis Spannung im Bauch spürbar wird.
- Das rechte Bein nach hinten strecken.
- Dann das rechte Knie seitlich nach vorne Richtung Schulter ziehen.
- Der Blick geht zum rechten Knie.
- Das Bein nach hinten strecken.
- 8-mal wiederholen. Kurze Pause. Seitenwechsel.

AUSFÜHRUNG – LEVEL 2
- Stützposition mit gestrecktem Körper und gestreckten Knien.
- Das rechte Bein anheben.
- Dann das rechte Knie seitlich nach vorne Richtung Schulter ziehen.
- Der Blick geht zum rechten Knie.
- Das Knie nach hinten strecken.
- 8-mal wiederholen. Kurze Pause. Seitenwechsel.

VARIATION
- Abwechselnd das rechte und das linke Knie zur Schulter ziehen.
- 8-mal wiederholen.

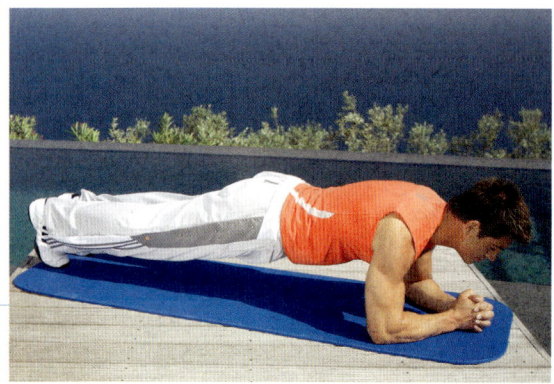

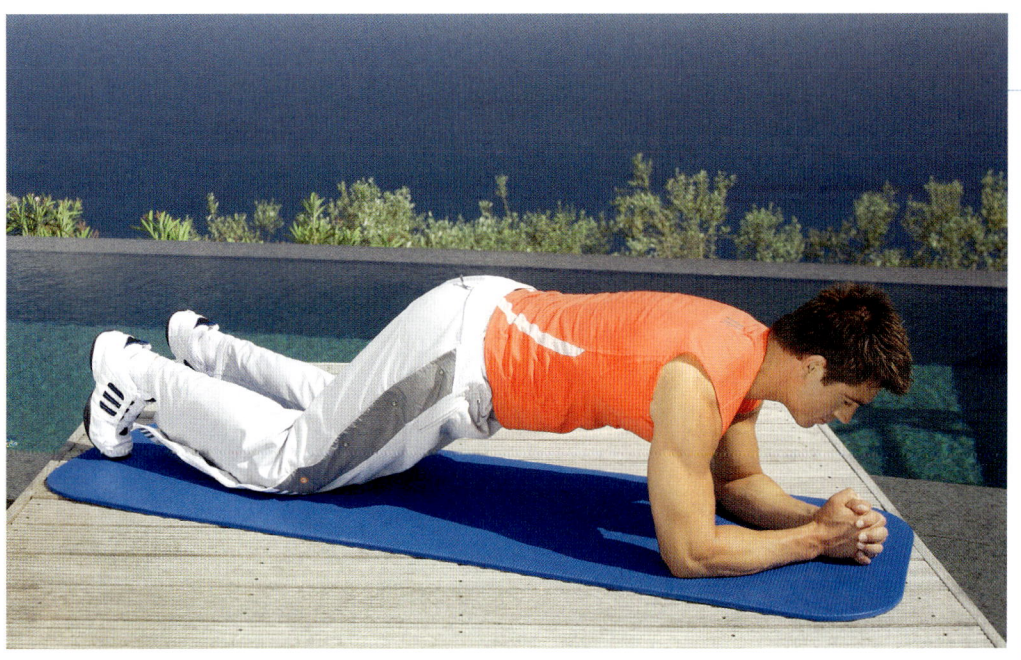

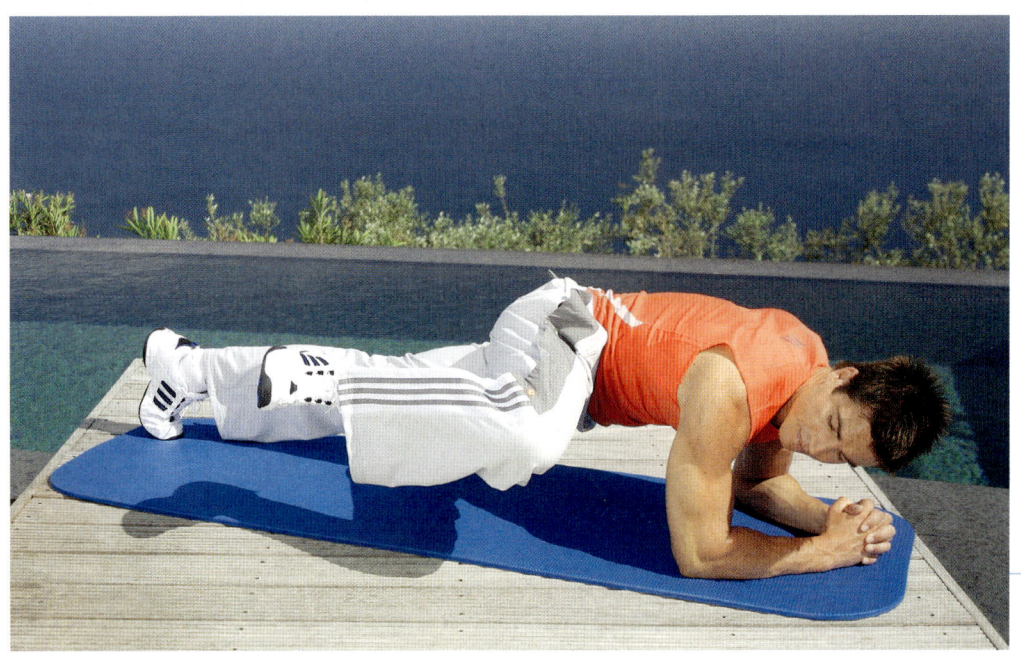

>> Dehnen

Kaum ein Bereich ist in der Sportwissenschaft in den letzten Jahren so umstritten gewesen wie das Thema Dehnen, auch Stretching genannt. Nachdem dem Dehnen eine Zeit lang zum Teil wahre Wunderwirkungen zugeschrieben wurden, konnte dies in vielen Punkten wissenschaftlich nicht bewiesen werden. Meiner Meinung nach muss dieses Thema daher sehr individuell betrachtet werden. Für

einen Kunstturner oder Tänzer ist es wichtig, sich vor dem Training zu dehnen, da sonst die geforderten Bewegungen nicht adäquat ausgeführt werden können und sich das Verletzungsrisiko erhöht. Bei einem Kraftsportler hingegen, der Muskelmasse aufbauen möchte, macht es keinen Sinn, den beanspruchten Muskel gleich zu dehnen. Wie auch immer: In jedem Fall dient Dehnen der Entspannung und Regeneration. Und genau das wollen wir uns zunutze machen.

Das Dehnen nach dem Sport ist ein wertvoller Bestandteil einer jeden Trainingseinheit. Es dient nicht nur dazu, die aktuelle Beweglichkeit zu erhalten, sondern verkürzt auch die Regenerationszeit, indem Stoffwechselprodukte im Muskel ausgespült und der Muskel verstärkt mit Nähr- und Aufbaustoffen versorgt wird.

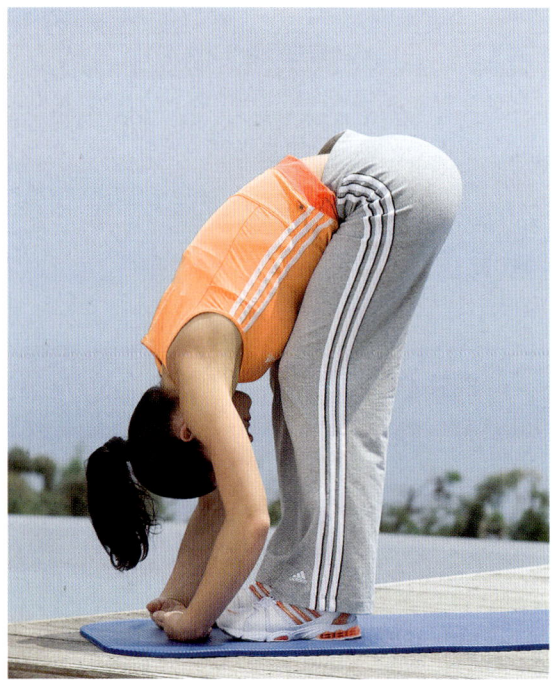

Zudem wirkt Dehnen sich positiv auf die Psyche aus, denn nicht nur der Körper, sondern auch der Geist hat die Möglichkeit zu entspannen. Je mehr Sie in der Dehnung entspannen, umso tiefer werden Sie nach und nach in die gewünschte Dehnposition kommen. Konzentrieren Sie sich dabei auf

übungen

die Atmung. Gehen Sie in der Deh-nung jedoch immer nur so weit, dass Sie die Position noch als angenehm empfinden. Lässt der Zug in den Mus-keln nach, gehen Sie noch etwas wei-ter in die Dehnstellung. Mit der Zeit stellt sich ein angenehmes Empfinden, eine mentale Entspannung ein.

DEHNSCHMERZ

Dehnen ist nur effektiv, wenn ein Reiz auf das Nervensystem erfolgt. Ein ge-wisser Dehnschmerz ist also wichtig, um durch Dehnen die Beweglichkeit zu erhalten oder gar zu steigern. Sportler haben ihr Nervensystem da-rauf getrimmt und empfinden Dehnen als angenehm. Menschen mit verkürz-ter Muskulatur reagieren jedoch emp-findlicher auf diese Reize. Mit der Zeit und mit bewusster Atmung wird sich auch bei ihnen das Nervensystem an-passen.

STATISCHES DEHNEN

Beim statischen Dehnen wird der Muskel so weit gedehnt, bis ein leich-tes Ziehen spürbar ist. Diese Position wird eine Zeit lang gehalten. Über die Dauer der Dehnphasen gehen die Meinungen auseinander. 15 Sekun-den scheinen ausreichend zu sein. Wird diese Zeit noch etwas verlän-gert, auf 45 – 90 Sekunden, wird die Wirkung noch größer. Bei über 90 Se-kunden scheint kein weiterer Effekt mehr aufzutreten. Um die Beweglich-keit zu verbessern, sollte die Dehnpo-sition eher länger gehalten und mehrmals wiederholt werden. Über die gesamte Dehnphase sollte der Atem normal fließen.

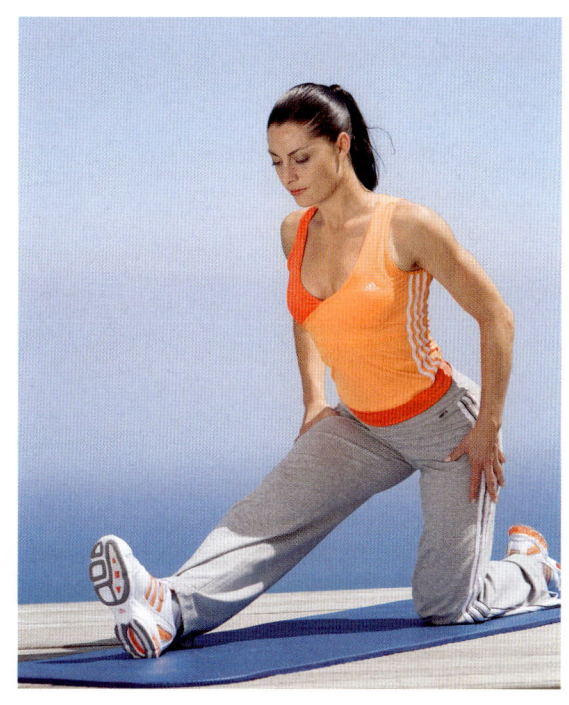

dehn

RÜCKEN

Mobilisation der gesamten Rückenmuskulatur
und der Wirbelsäule.

VORBEREITUNG

- Vierfüßlerstand. Die Hände stützen den Ober-
  körper unter den Schultern, die Kniegelenke
  befinden sich exakt unter den Hüftgelenken.
- Die Bauchspannung aktivieren.
- Die Arme aus der Schulter herausdrücken.
- Die Wirbelsäule lang ziehen.

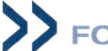 **FOCUS**

Die Dehnung im gesamten Rücken spüren.
Ruhig und gleichmäßig atmen.

AUSFÜHRUNG

- Den Rücken rund nach oben
  wölben.
- Den Kopf hängen lassen, den
  Nacken entspannen.
- Die Schulterblätter auseinander-
  ziehen.
- Das Becken aufrichten.
- Die Dehnung mehrere Sekunden
  halten, dann die Wirbelsäule
  wieder strecken.
- Mehrmals wiederholen.

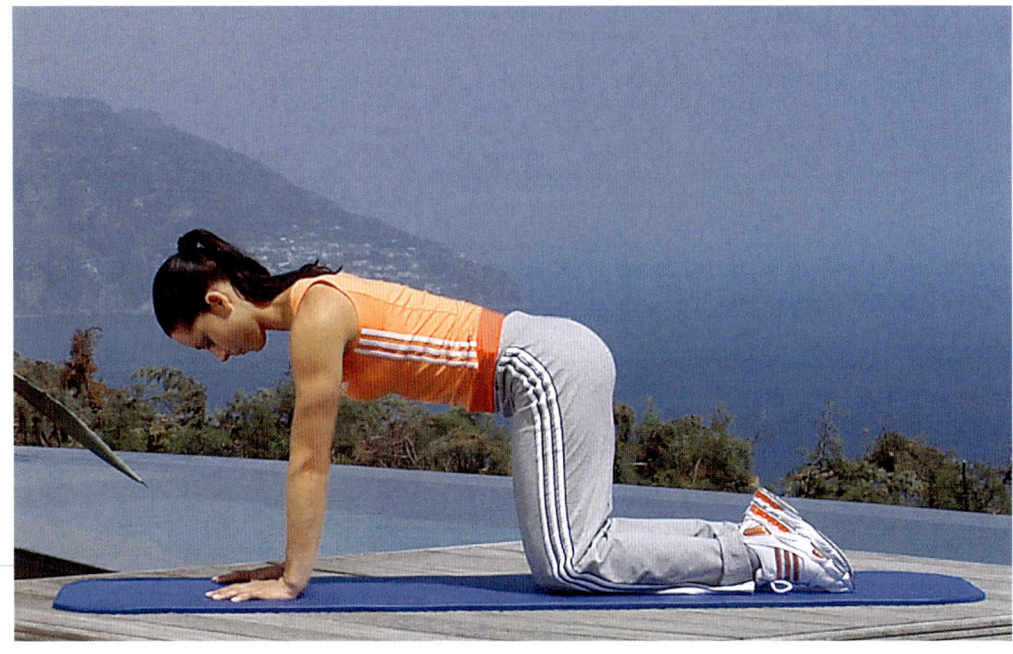

übungen

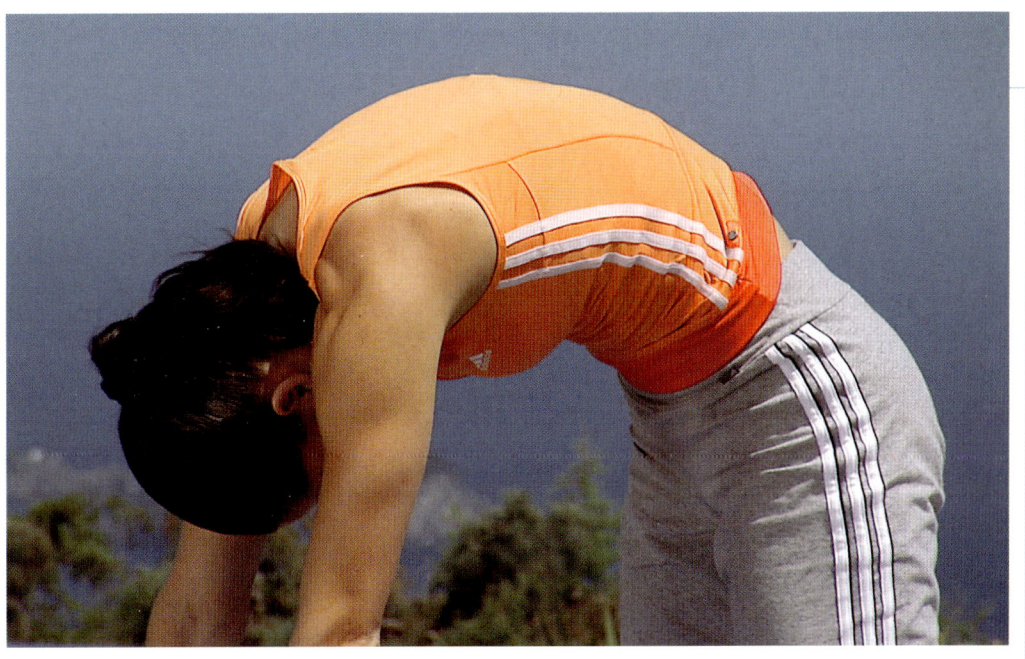

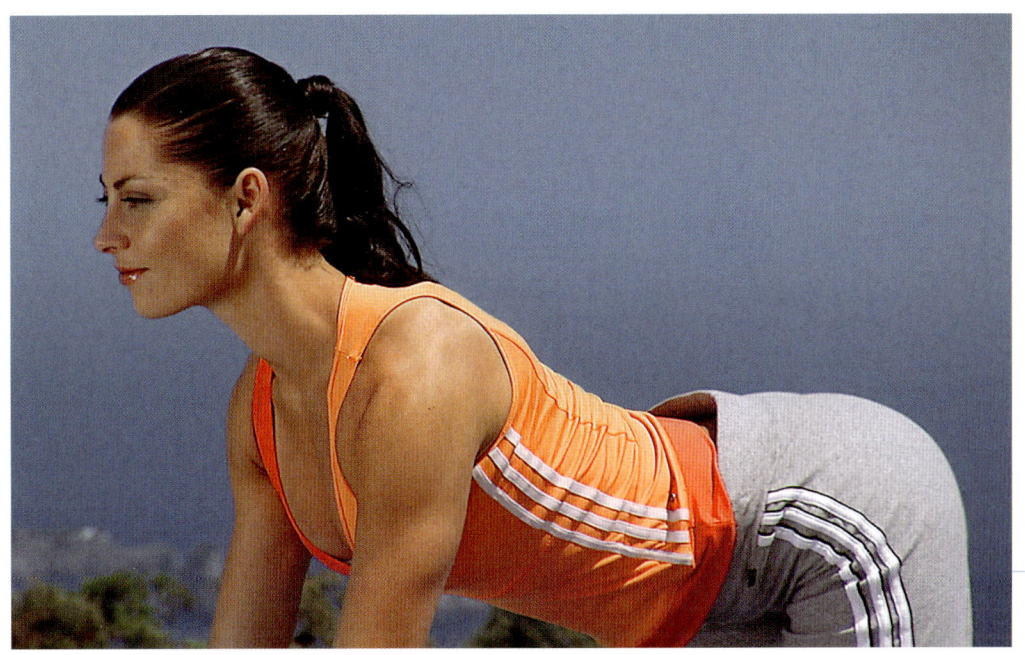

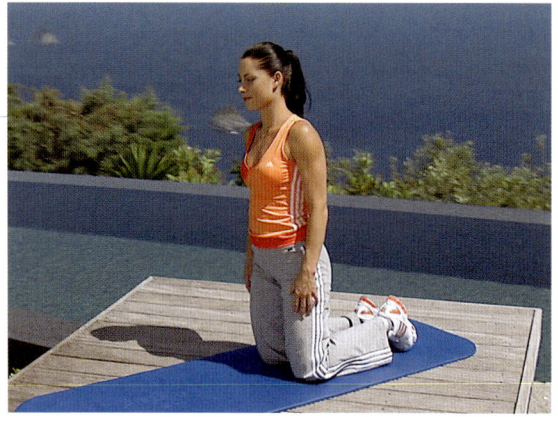

BEINBEUGER

Dehnung der hinteren Oberschenkelmuskulatur.

 FOCUS

Das Bein in der Hüftlinie nach vorne schieben, ohne seitlich auszuweichen. Auf die Atmung konzentrieren und mit der Ausatmung tiefer in die Dehnung gehen.

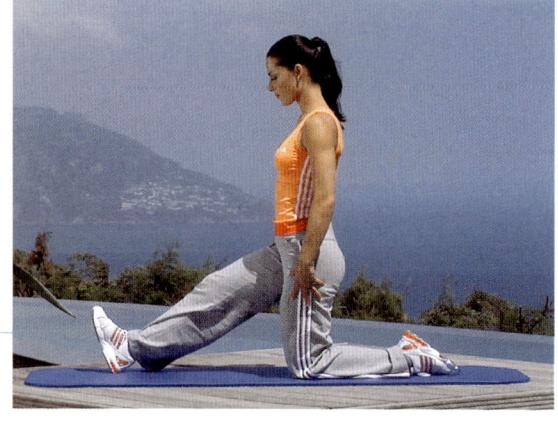

VORBEREITUNG

- Kniestand. Die Beine hüftbreit öffnen, die Unterschenkel liegen parallel.
- Den Oberkörper aufrichten.
- Die Schultern nach hinten unten ziehen.
- Die Hände in die Hüfte stützen.

AUSFÜHRUNG

- Das rechte Bein in Hüftlinie nach vorne schieben.
- Die Ferse aufsetzen, das Knie ist leicht gebeugt. Ein leichter Zug auf der Beinrückseite entsteht.
- Den Fuß locker lassen, die Wirbelsäule strecken und das Brustbein anheben.
- Das Becken kippen und den Oberkörper nach vorne senken.
- Die Hände können auf dem Oberschenkel oder am Boden abgesetzt werden.
- Sobald die Dehnung leichter wird, das Knie weiter strecken und den Oberkörper senken.
- Am Ende der Dehnung die Fußspitzen heranziehen. Mehrere Sekunden halten.
- Lässt der Zug auf der Beinrückseite nach, weiter in die Dehnung gehen. Einige Sekunden halten.
- Zurück zur Ausgangsposition. Seitenwechsel.

übungen

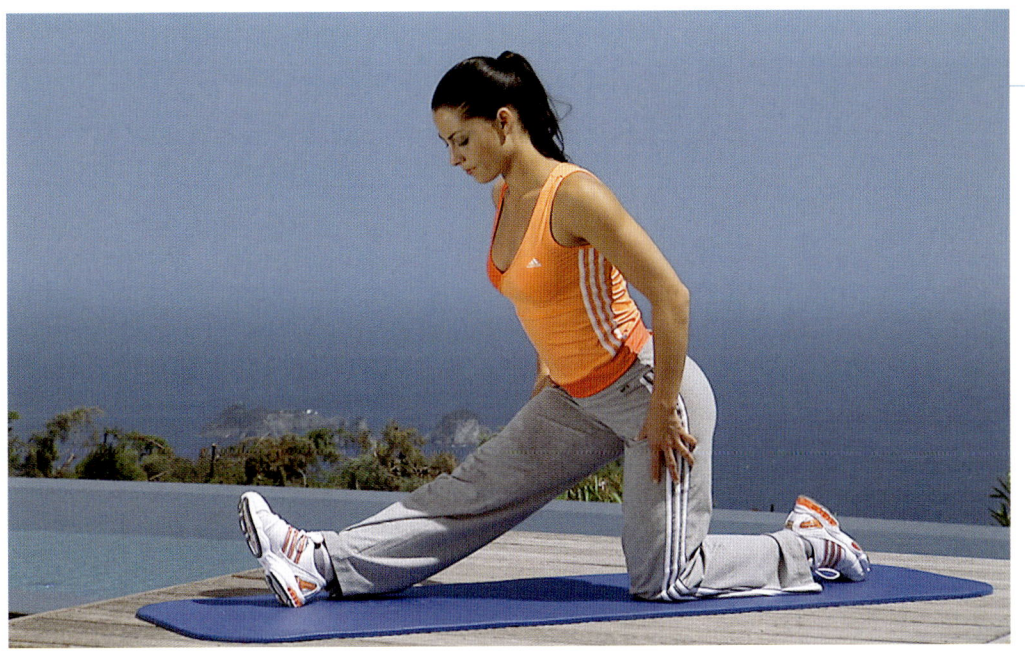

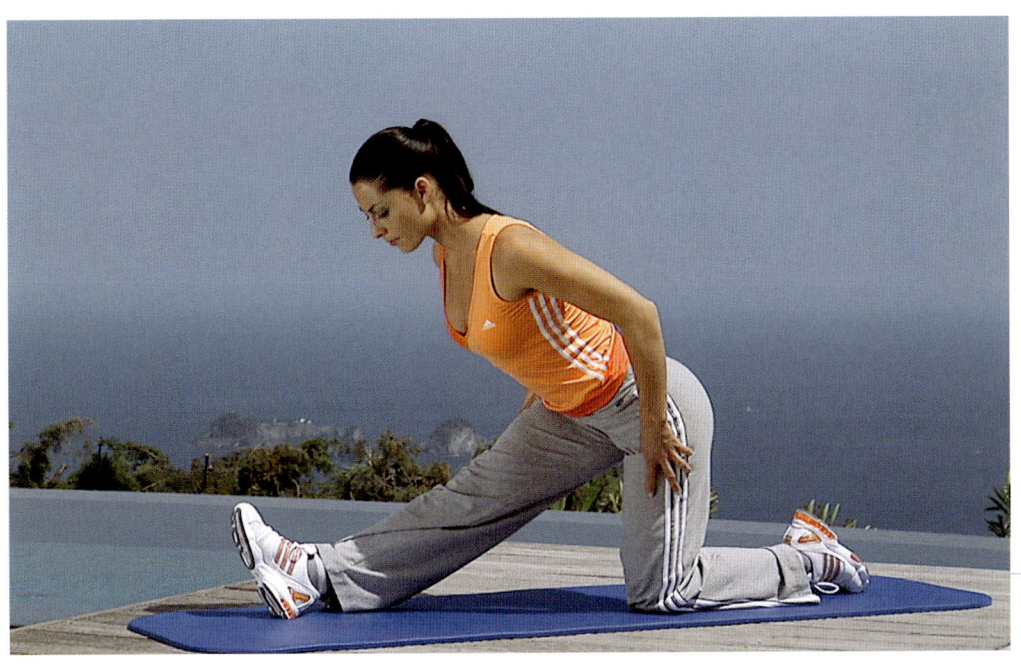

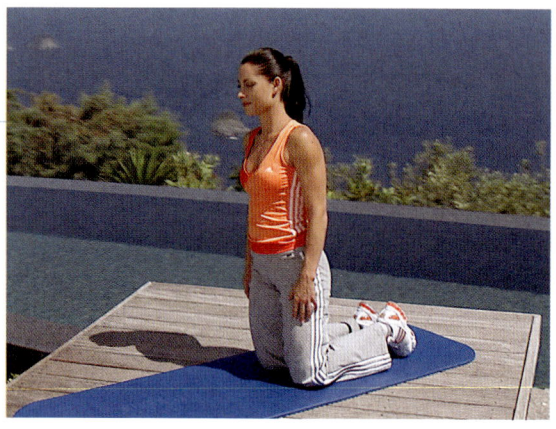

HÜFTBEUGER / BEINSTRECKER

Dehnung der Hüftmuskulatur und der hinteren Oberschenkelmuskulatur.

 FOCUS

Die Dehnung in der Hüfte wahrnehmen. Das vordere Knie über der Ferse halten, nicht darüber hinweg schieben!

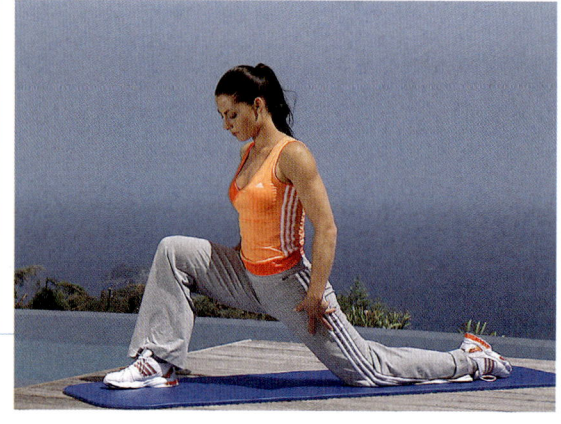

VORBEREITUNG

- Kniestand. Die Beine hüftbreit öffnen, die Unterschenkel liegen parallel.
- Den Oberkörper aufrichten.
- Die Schultern nach hinten unten ziehen.
- Die Hände in die Hüfte stützen.

AUSFÜHRUNG

- Das rechte Bein in einem großen Ausfallschritt nach vorne aufsetzen.
- Den ganzen Fuß zum Boden bringen.
- Die linke Hand neben den Fuß, die rechte Hand auf den Oberschenkel setzen.
- Den Rücken so weit wie möglich strecken.
- Das linke Knie strecken.
- Die linke Ferse nach hinten, das rechte Knie nach vorne ziehen.
- Das vordere Knie bleibt über der vorderen Ferse.
- Mehrere Sekunden halten, wenn möglich noch etwas tiefer ziehen.
- Zurück zur Ausgangsposition. Seitenwechsel.

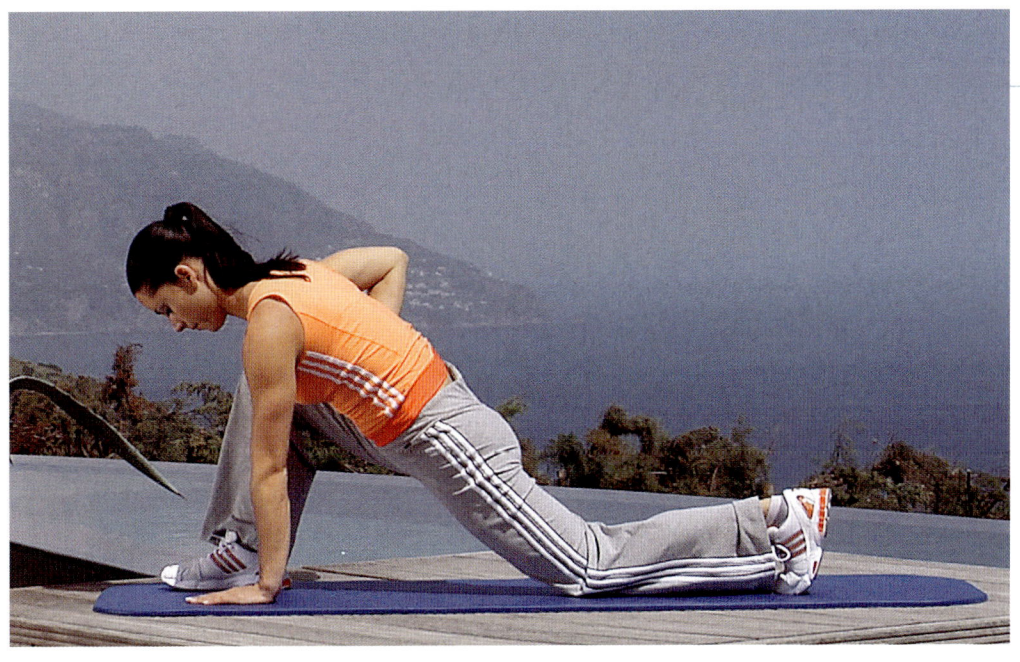

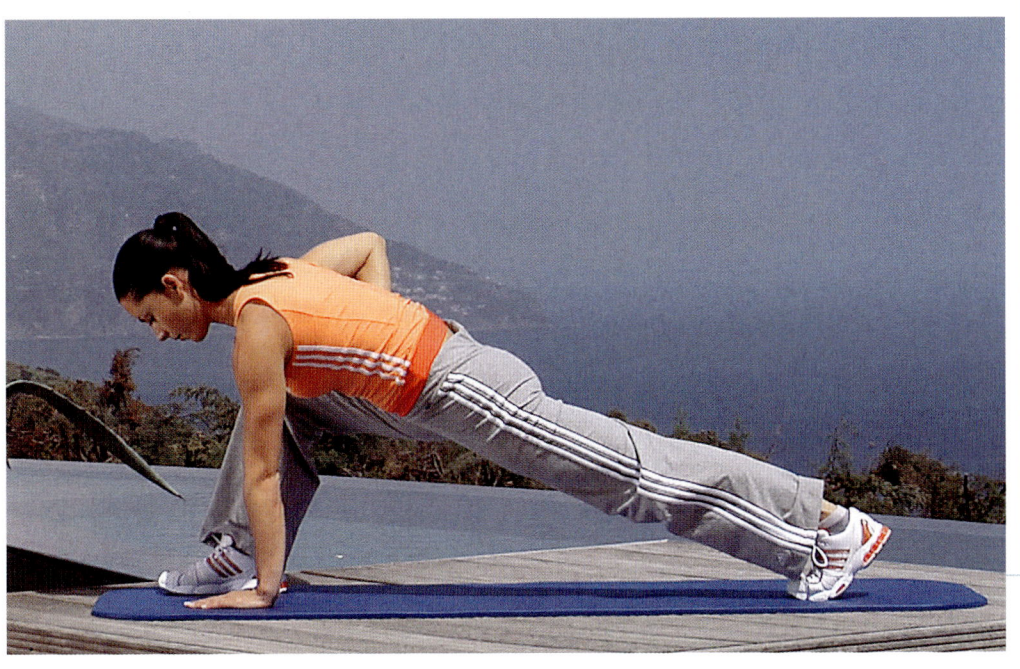

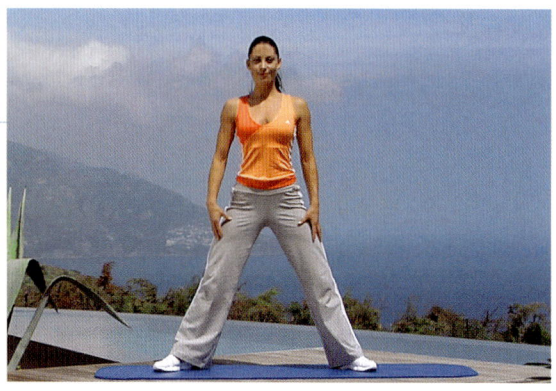

VORBEREITUNG

- Grätschstand. Die Beine mehr als schulterbreit öffnen, die Fußspitzen zeigen leicht nach außen.
- Die Knie leicht beugen.
- Das Gesäß anspannen.
- Die Bauchmuskulatur aktivieren.
- Das Brustbein heben.
- Die Schultern nach hinten unten ziehen.

AUSFÜHRUNG

- Den rechten Arm anheben und nach oben strecken.
- Der Daumen zeigt nach hinten, die Schulter bleibt tief.
- Den Oberkörper so weit nach links neigen, wie das Brustbein angehoben bleibt.
- Das Becken aufgerichtet, senkrecht im Lot zum Boden halten.
- Der Körper bleibt gerade, ohne nach vorne oder hinten auszuweichen.
- Den Arm so weit wie möglich nach oben ziehen. Mehrere Sekunden halten.
- Den Arm in die Ausgangsposition zurückbringen.
- Den Oberkörper aufrichten.
- Seitenwechsel.

SEITLICHER RUMPF

Dehnung der seitlichen Rumpfmuskulatur.

 FOCUS

Das Becken gerade halten.
Den gestreckten Arm eher nach oben als zur Seite ziehen.
Die Dehnung in der seitlichen Rumpfmuskulatur spüren. Die Atmung in diesen Bereich ausdehnen.

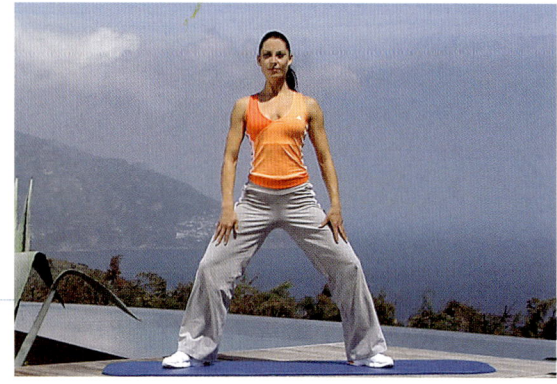

übungen

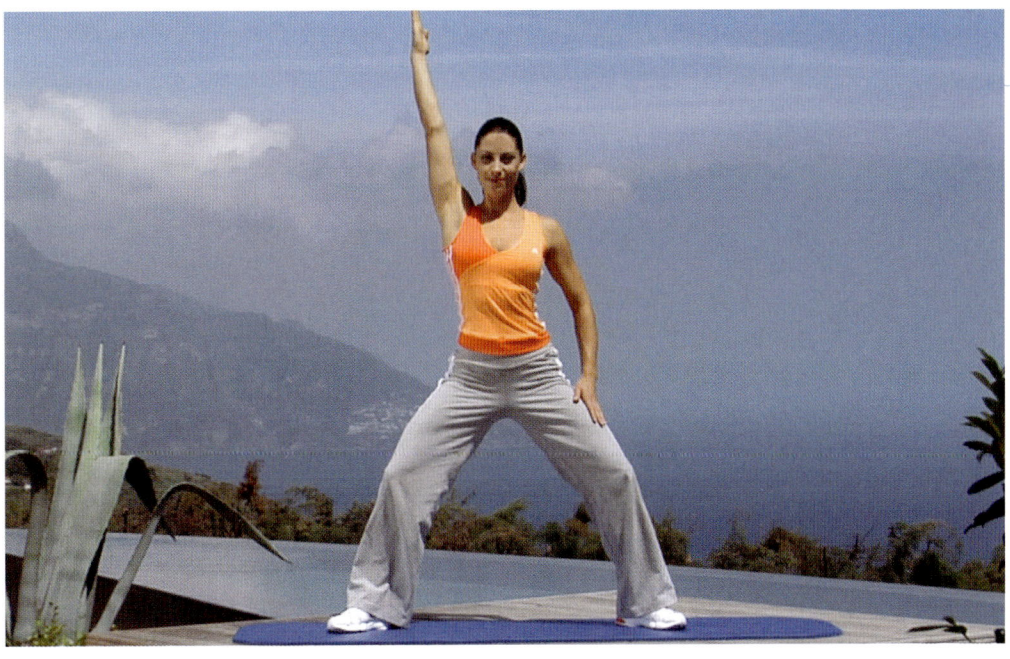

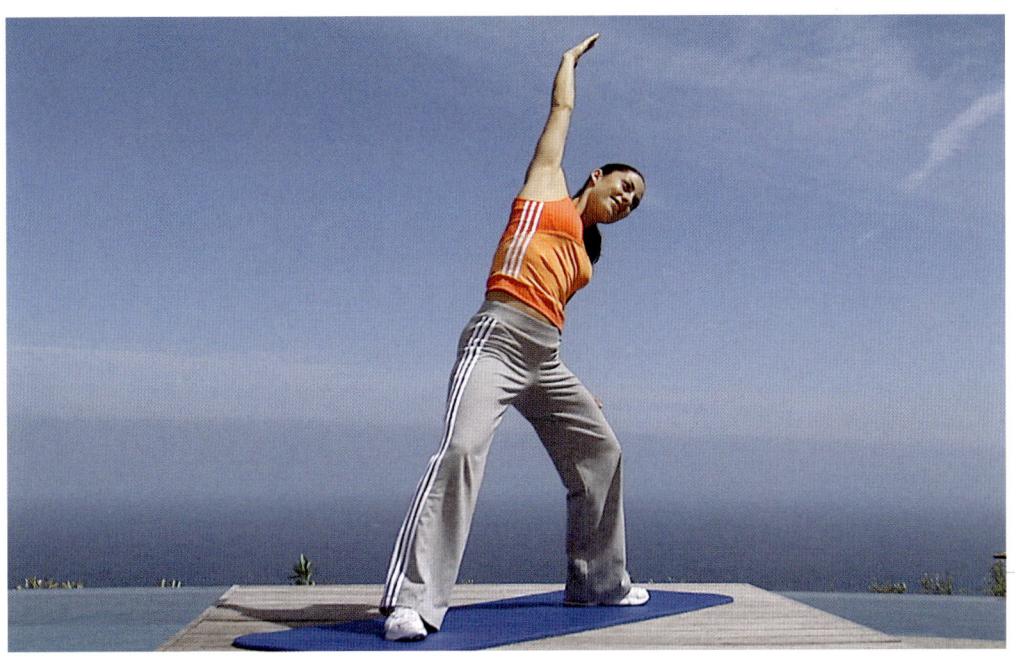

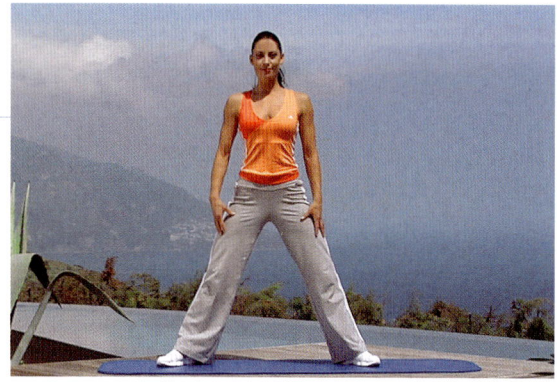

VORBEREITUNG

- Grätschstand. Die Beine etwas weiter als hüftbreit öffnen, die Fußspitzen zeigen leicht nach außen.
- Die Knie leicht beugen.
- Das Gesäß anspannen.
- Die Bauchmuskulatur aktivieren.
- Das Brustbein heben.
- Die Schultern nach hinten unten ziehen.

SCHULTERGÜRTEL

Dehnung der gesamten Schulterpartie.

 FOCUS

Die Arme ganz strecken.
Die Schultern tief ziehen.
Ruhig und gleichmäßig weiteratmen.

AUSFÜHRUNG

- Die rechte Hand fasst die linke Hand.
- Die linke Handfläche vom Körper wegdrehen und nach vorne wegschieben.
- Die Arme nach vorne strecken, das Becken aufrichten.
- Die Bauchwand nach hinten ziehen, die Handfläche dagegen nach vorne wegschieben.
- Den oberen Rücken rund machen.
- Die Schulterblätter auseinanderziehen. Einige Sekunden halten.
- Die Arme gestreckt über den Kopf ziehen und den Oberkörper aufrichten.
- Die Schultern tief ziehen, die Bauchspannung halten.
- Die Arme ganz strecken. Einige Sekunden halten.
- Die Arme senken, zurück zur Ausgangsposition.

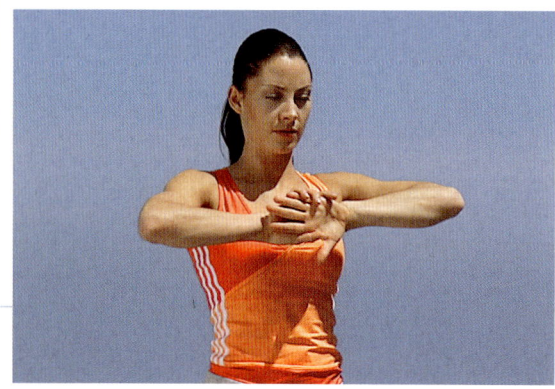

übungen

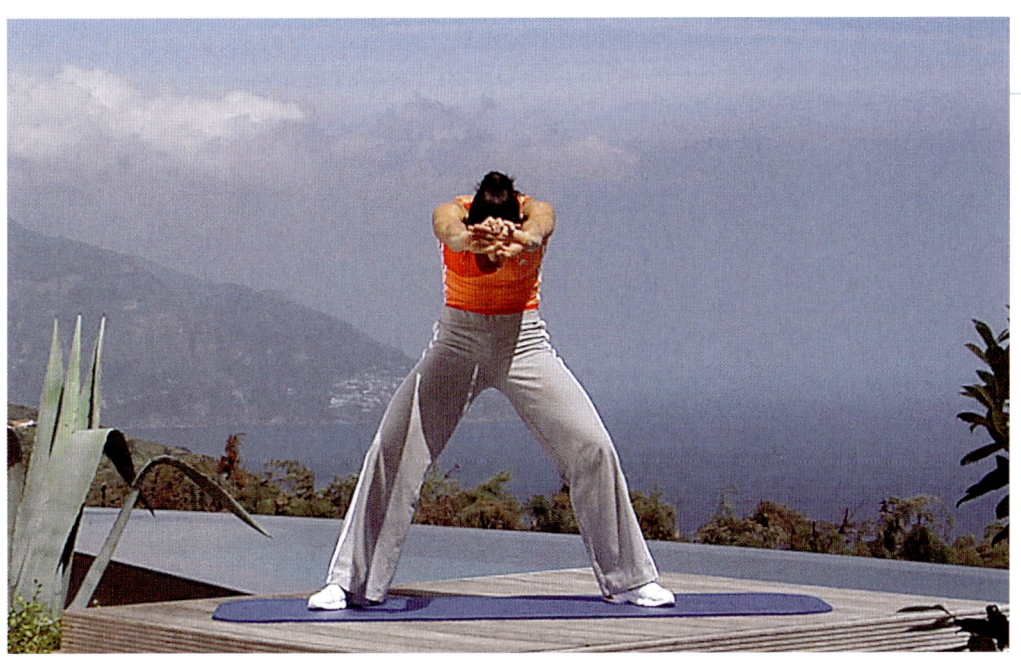

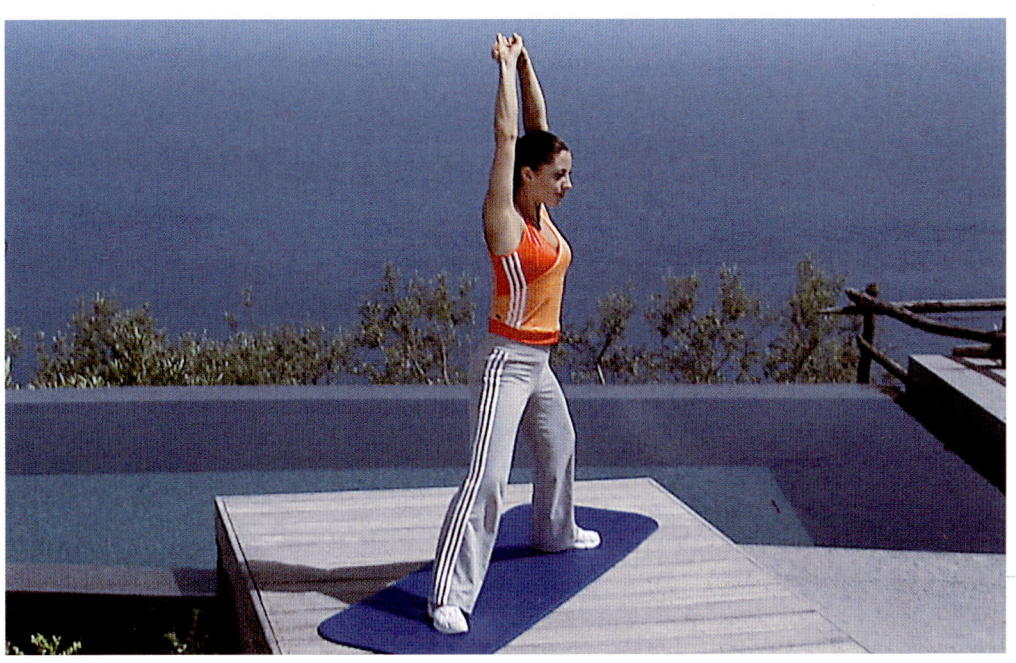

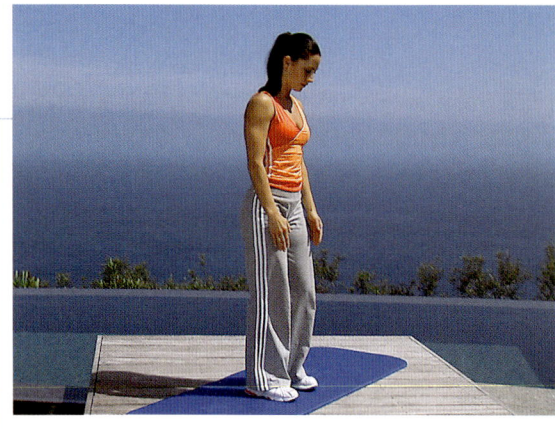

AUSLOCKERN

Lockern der Schulter- und Rumpfmuskulatur.

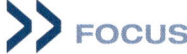 **FOCUS**

Beim Einatmen strecken,
beim Ausatmen die Spannung loslassen.

VORBEREITUNG

- Die Beine hüftbreit öffnen.
- Die Füße parallel ausrichten.
- Die Knie leicht beugen.
- Den Rücken strecken.

AUSFÜHRUNG

- Die Arme seitlich anheben und über den Kopf strecken.
- Den Oberkörper in die Länge ziehen.
- Mit der Ausatmung die Arme nach vorne durchschwingen. Die Knie dabei beugen.
- Mehrmals wiederholen.

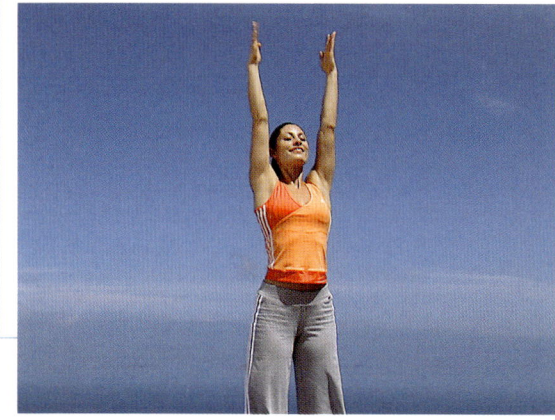

übungen

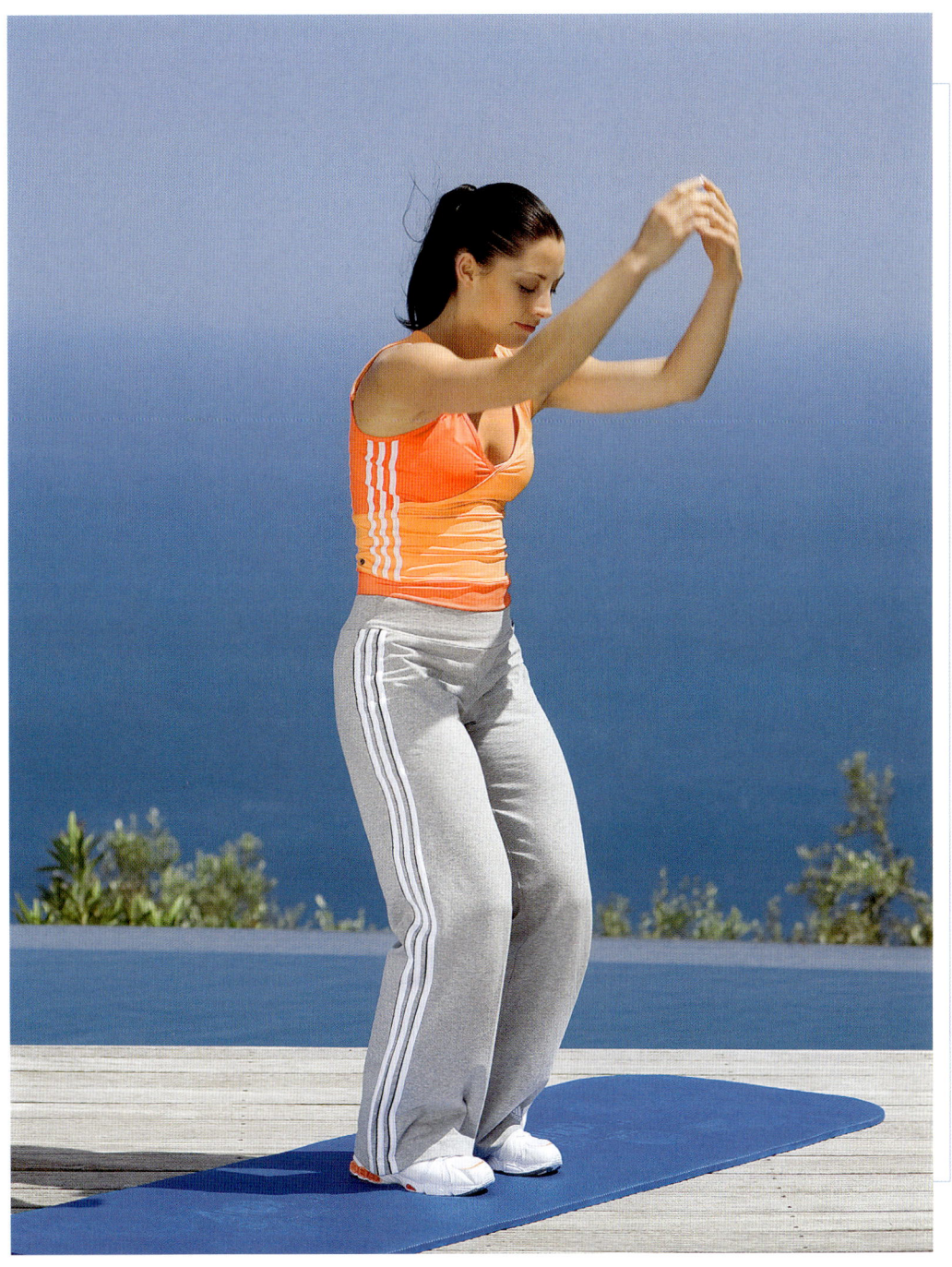

kurz

10 MINUTEN

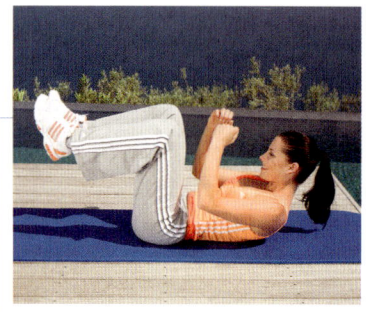

25 Wiederholungen Beetle

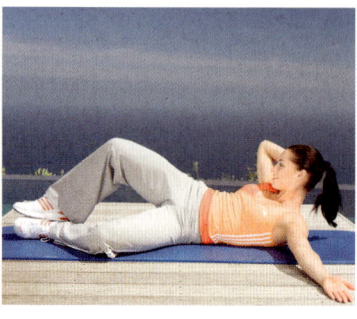

25 Wiederholungen Bauch Twist rechte Seite

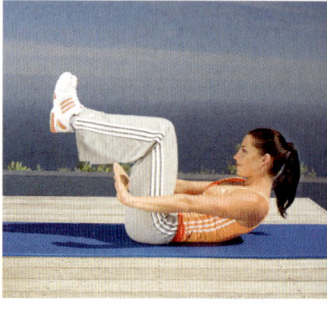

25 Wiederholungen Push Crunch

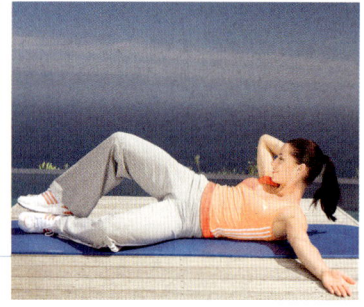

25 Wiederholungen Bauch Twist linke Seite

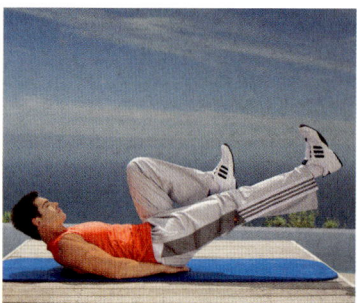

6 Wiederholungen Core Power

programm

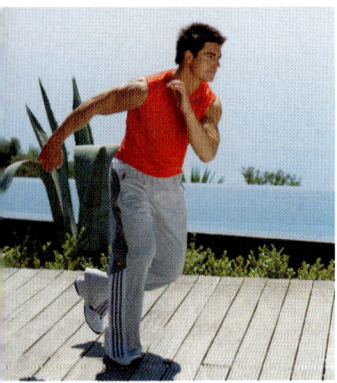

ardio I oder Cardio II

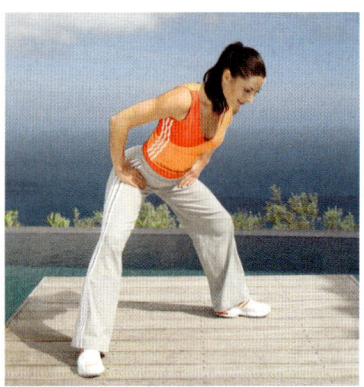

20 Wiederholungen Flyings

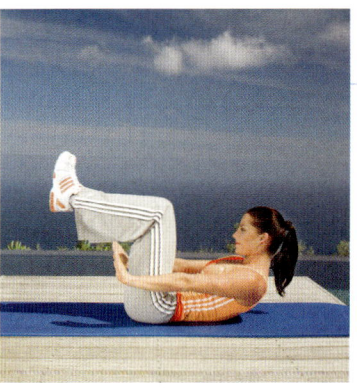

30 Wiederholungen Push Crunch

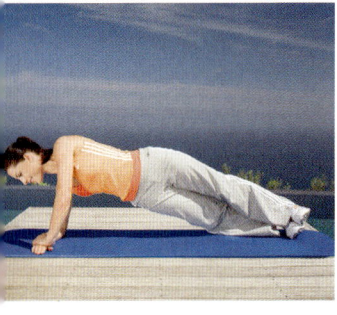

Wiederholungen Waist Crunch
chte Seite

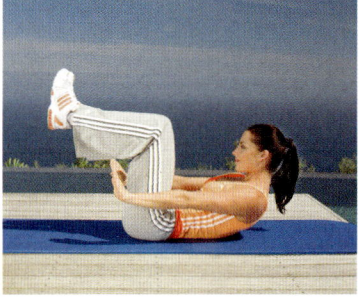

30 Wiederholungen Push Crunch

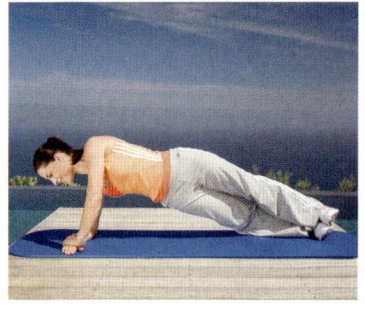

15 Wiederholungen Waist Crunch
linke Seite

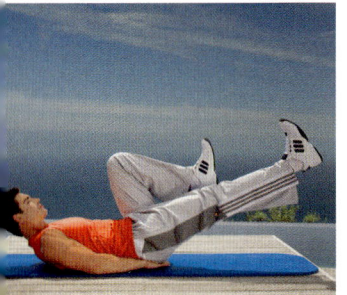

Sekunden statisch halten
re Power

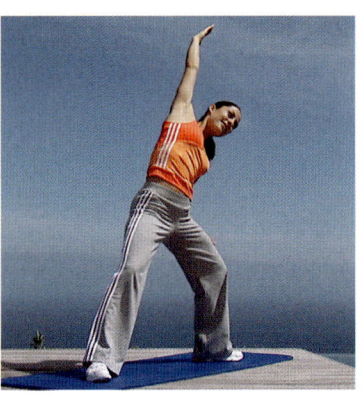

Dehnen der seitlichen Rumpfmuskulatur

30 MINUTEN

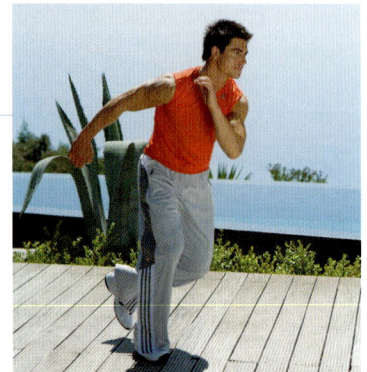

Cardio I oder Cardio II

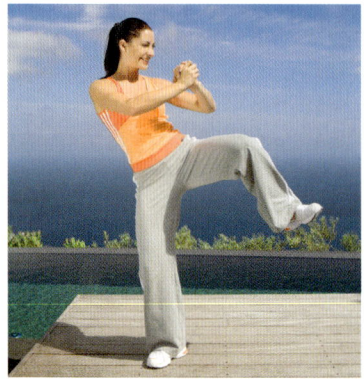

8 x Side Lift rechts, 4 x mit Rhythmuswechsel, 10 Sekunden statisch halten.

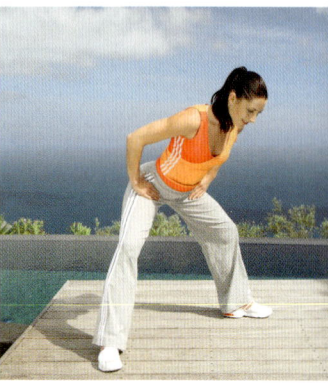

20 Wiederholungen Flyings

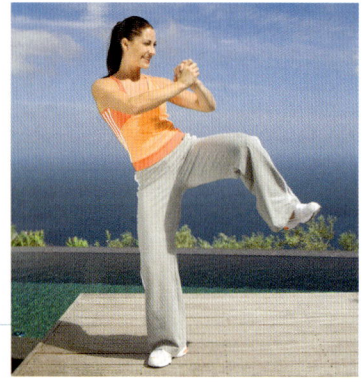

8 x Side Lift links, 4 x mit Rhythmuswechsel, 10 Sekunden statisch halten.

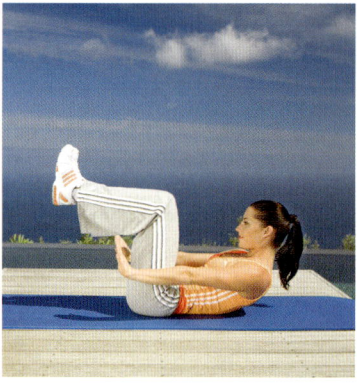

30 Wiederholungen Push Crunch

programm

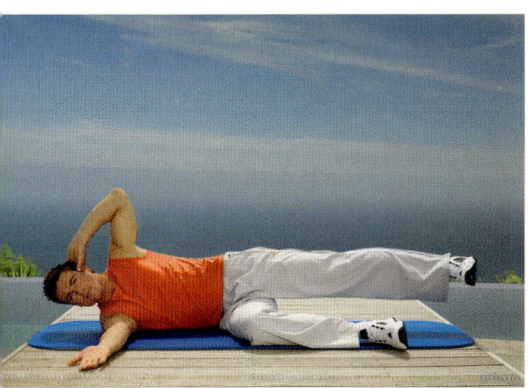

Wiederholungen Lateral Crunch

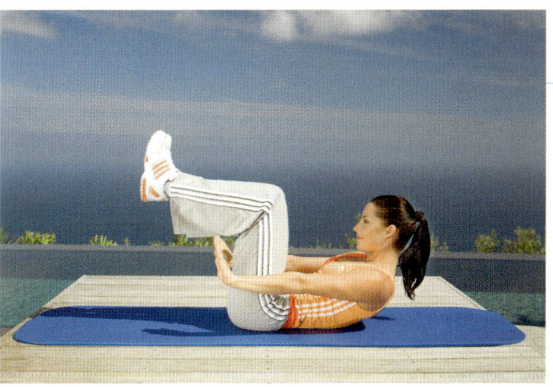

30 Wiederholungen Push Crunch

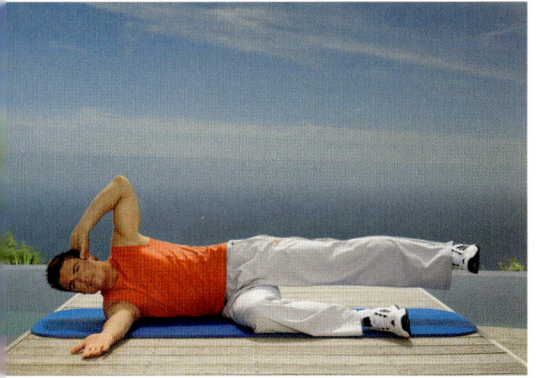

Wiederholungen Lateral Crunch

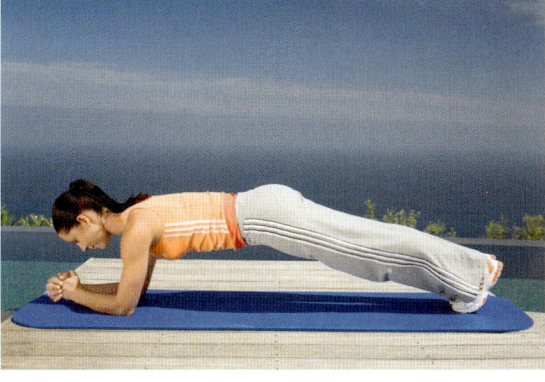

20 Sekunden Ellenbogenstütz statisch halten

Hinweis

Die Ratschläge in diesem Buch sind von Autorin und Verlag sorgfältig erwogen und geprüft, dennoch kann eine Garantie nicht übernommen werden. Eine Haftung der Autorin bzw. des Verlags und seiner Beauftragten für Personen-, Sach- und Vermögensschäden ist ausgeschlossen.

Impressum

© 2008 by Südwest Verlag, einem Unternehmen der Verlagsgruppe Random House GmbH, 81673 München

Die Verwertung der Texte und Bilder, auch auszugsweise, ist ohne Zustimmung des Verlags urheberrechtswidrig und strafbar. Dies gilt auch für Vervielfältigungen, Übersetzungen, Mikroverfilmung und für die Verarbeitung mit elektronischen Systemen.

Redaktionsleitung
Silke Kirsch

Projektleitung
Claudia Maria Weiß

Bildredaktion
Annette Mayer

Fotos
Alle Bilder stammen von Jens Junge und Unit Production Media Company, Heidelberg mit Ausnahme von: Jupiter Images, München: 29 (Thinkstock Images/Ron Chapple Royalty Free); Südwest Verlag, München: 16 (Nicolas Olonetzky), 26, 27, 28 (Antje Plewinski)

Umschlaggestaltung und -konzeption
R. M. E. Eschlbeck/Kreuzer/Botzenhardt unter Verwendung eines Fotos von Jens Junge

Layoutkonzeption
Eva-Maria Salzgeber, Neubeuern

Gesamtproducing
Konzeption und Durchführung:
berliner buchmacher, Vera Olbricht
Redaktion:
BOOKS & MORE, Monika Zilliken
Satz:
Gisela Kirschberg, Grafik-Studio Scheffler

DVD-Produktion

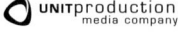

Litho
PrePrint-Production Zoran Dietner, München

Druck und Bindung
Alcione, Lavis (Trento)

Printed in Italy

ISBN 978-517-08396-4

817 2635 4453 6271